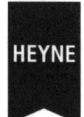

Susi Rieth, in Graz geboren, kam nach einem schweren Verkehrsunfall zum ersten Mal mit Yoga in Berührung, durch das sie, wider allen Erwartungen, ihre Bewegungsfähigkeit wiedererlangte. Sie gab ihren Beruf als Freskomalerin und Grafikerin auf, um sich als Yogalehrerin ausbilden zu lassen. Heute lebt Susi Rieth in Reith bei Kitzbühel, wo sie eine Yoga-Schule hat.
1987 erschien in der nymphenburger ihr Buch „Mit Yoga durchs Jahr", 1990 „Das Yoga Lexikon", das längst zum Standardwerk für alle Yoga-Interessierten geworden ist, 1993 ihre „Harmonieübungen", 1995 „Die 7 Lotusblüten" und 1996 „Planetenenergie".

Alle Angaben in diesem Buch beruhen auf dem neuesten Stand von Wissenschaft und Forschung. Grundsätzlich sollten jedoch alle Befindlichkeitsstörungen mit einem Arzt besprochen werden, ehe eine Selbstbehandlung vorgenommen wird. Insbesondere muß geklärt werden, daß die Beschwerden nicht Symptome von Krankheiten sind, die dringender ärztlicher Hilfe bedürfen. Für den Erfolg bzw. die Richtigkeit der Anwendungen in jedem Einzelfall können Autorin und Verlag keinerlei Gewähr übernehmen.

Susi Rieth

Yoga-Heilbuch

Schmerzen besiegen ohne Medikamente

Wilhelm Heyne Verlag
München

HEYNE RATGEBER
08/5310

Umwelthinweis:
Dieses Buch wurde auf chlor- und säurefreiem Papier gedruckt.

3. Auflage

Taschenbuchausgabe 2/2000
© 1997 nymphenburger in der F. A. Herbig Verlagsbuchhandlung GmbH München
Taschenbuchausgabe im Wilhelm Heyne Verlag GmbH & Co. KG, München
http://www.heyne.de
Printed in Germany 2002
Innenfotos: Werner Rieth
Umschlagabbildung: Bavaria Bildagentur, Gauting
Umschlaggestaltung: Atelier Bachmann & Seidel, Reischach
Satz: DTP/Walleitner
Druck: RMO-Druck, München
ISBN 3-453-16025-8

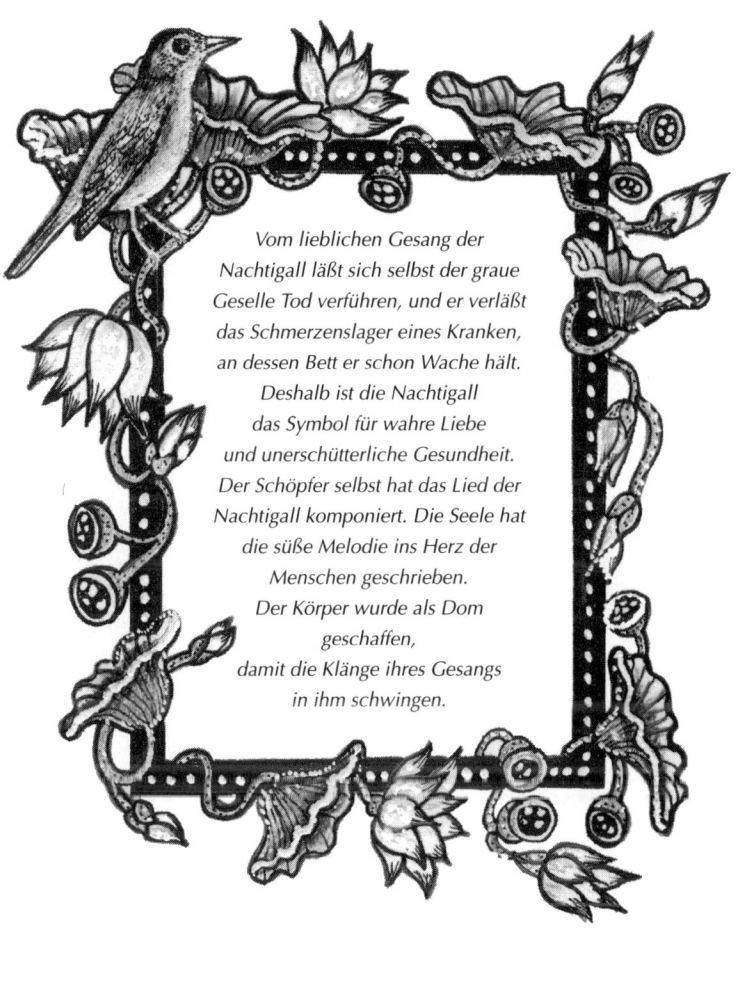

*Vom lieblichen Gesang der Nachtigall läßt sich selbst der graue Geselle Tod verführen, und er verläßt das Schmerzenslager eines Kranken, an dessen Bett er schon Wache hält.
Deshalb ist die Nachtigall das Symbol für wahre Liebe und unerschütterliche Gesundheit.
Der Schöpfer selbst hat das Lied der Nachtigall komponiert. Die Seele hat die süße Melodie ins Herz der Menschen geschrieben.
Der Körper wurde als Dom geschaffen, damit die Klänge ihres Gesangs in ihm schwingen.*

Inhalt

Ihr Körper ist ein Geschenk der Schöpfung
Seite 9

Wie gebrauchen Sie das Yoga-Heilbuch
Seite 13

Von **A**bhärtung bis **Z**uckerkrankheit
Seite 15

Von **A**llergie-Mudrā bis **Y**oga-Vollatmung
Seite 89

Anhang

Krankheitsregister
Seite 215

Übungsregister
Seite 217

*Ich bin dankbar für die wertvolle Mitarbeit
meiner beiden Kinder und meines Bruders.*

Ihr Körper ist ein Geschenk der Schöpfung

Dieses Heilbuch ist die Zusammenfassung von fast zwanzig Jahren praktischer Erfahrung. Meine Tochter Susi, mein Sohn Werner, mein Bruder und ich haben alles zusammengetragen, was Menschen geholfen, sie wieder gesund gemacht hat – ja selbst von angeblich unheilbaren Krankheiten erlöste. Jeder Mensch, der sich unsere Vorschläge zu Herzen genommen hat und seine Übungen regelmäßig ausführte, verfügt über ein gut funktionierendes verläßliches Körperfahrzeug, das ihm stets zur Verfügung steht.
Empfinden auch Sie ein „Danke" allen Ärzten gegenüber, die mit phantastischen medizinischen, chemischen und technischen Reparaturmöglichkeiten die Haltbarkeit unseres einmaligen Körperfahrzeugs, mit dem unsere Seele und unser Geist durchs Leben reisen, unterstützen und möglich machen. Doch übergeben Sie ihnen nicht die Verantwortung für Ihren Körper. Die tragen Sie allein.
Schmerzen sind eine rote Lampe an unserem Körperauto. Versuchen Sie nicht, nur die rote Lampe ausschalten zu lassen, sondern helfen Sie mit, die Ursache der Schmerzen aufzuspüren und zu reparieren. Die Schmerzen zeigen uns einen Weg zu uns selbst!
Wohlfühlen ist ebenso wie *Schmerz* eine Empfindung, die entscheidend für die Betrachtung des Lebens und dessen Sinnhaftigkeit ist. Yoga-Übungen sind dazu bestimmt, die Lebenskraft des Menschen wie Strom durch alle Energiestraßen zu senden, die von der Schöpfung dazu bestimmt sind, Ihr Körperfahrzeug mit erstklassigem Treibstoff zu versehen.
Es gibt kein anderes und verläßlicheres Fortbewegungsmittel für Sie, das hundert Jahre und oft noch länger hält. Es ist Ihr persönliches Eigentum, und Sie selbst sind voll verantwortlich für seine Wartung.
Versuchen Sie, sich so oft wie möglich *wohl zu fühlen*, das erhält Ihre Gesundheit. Gute Stimmung Ihrer Seele festigt die Stabilität des Körpers, und Ihr Geist kann seinen wohltuenden Einfluß auf Ihre Seele ausüben. In jedem Gesicht ist zu lesen, wie sich Geist, Seele und Körper fühlen.

Gesundheit ist nichts anderes als der völlig normale Zustand des unbewußten Lebens, wenn alle Organe ihre Funktion erfüllen, wie sie es sollen. Gesundheit ist nur dann in einem Körper, wenn der Mensch sich der Bewegungen und Funktionen seiner Organe nicht bewußt ist. Heute denken immer mehr Menschen über das Funktionieren ihrer Organe nach. Doch alleine schon das Nachdenken über die normalen Funktionen eines Körpers und seiner Organe kann bereits krankhaft sein.
Das zeigt auch die bittere Erfahrung eines Tausendfüßlers, der sich, als er einem kleinen Käfer mit nur sechs Beinen begegnet, über dessen wenige Beinchen lustig macht. Der gekränkte kleine Käfer fragt den Tausendfüßler: „Kannst du mir erklären, wie du mit deinen tausend Füßen gehst?" Und geht geruhsam weiter. Der arme Tausendfüßler beginnt, über seine Beine zu stolpern, sie verknoten sich mehr und mehr, je angestrengter er über sein Gehen nachdenkt.
Durch konzentrierte Aufmerksamkeit auf natürlich gesteuerte Abläufe im menschlichen Körper können sich tatsächlich ein oder gar mehrere Organe oder eine Muskelgruppe gestört fühlen. Das belästigte Organ bereitet daraufhin Unbehagen und Schmerz. Die Seele fühlt sich in ihrem natürlichen Wirken behindert, und irgendwo im Körper beginnt irgend etwas zu schmerzen. Nimmt dieser Zustand zu, verweigern immer mehr Organe ihren normalen Dienst, oder sie werden durch bereits leidende Organe gestört, ihre natürliche Funktion zu erfüllen. Unbehagen breitet sich aus wie eine schlechte Schwingung und stört bald den natürlichen Lebensprozeß.
Das gleichmäßige regelmäßige Einnehmen von neuem Lebensstoff über Geist, Seele und Körper hört genauso wie das Ausscheiden des verbrauchten auf, und irgendwann tritt in der Körpermaschine der notwendige Stillstand ein. Das Körperfahrzeug zersetzt sich in seine ursprünglichen materiellen Elemente. Die Seele, ihrer Umhüllung entkleidet, wird gezwungen, sich nach einem anderen Körperfahrzeug umzusehen, nachdem das letztere nicht mehr zu gebrauchen ist.
Deshalb sollte jeder seine aus dem Inneren auftauchenden Gedankenbilder fließen lassen. Er sollte alles meiden, was seine Seele und seinen

Körper beschmutzt und unangenehme Eindrücke hinterläßt. Nichts macht einen Menschen so gesund, schön und jung und die Augen klar wie die Harmonie und Einheit zwischen Geist, Seele und Körper. Ein sanftmütiger Blick aus Menschenaugen, die alles mit Mitleid betrachten können, zeigt die Faszination des vom Schöpfer ins Herz Gelegten.
Als Teil der Schöpfung leben wir auch aus den Elementen der Schöpfung. In uns schwingt das Wasser des uranfänglichen Meeres, strömt der Atem der Luft, und wir ernähren uns vom Reichtum der Erde.
Der Tisch für uns ist reich gedeckt. Und doch sind die wenigsten Menschen imstande, die zur Erhaltung des menschlichen Körpers angebotenen natürlichen Lebensmittel für sich zu nützen.
Lebensmittel sind alles, was wir unverändert essen können. Wie alle Samen der Erde, aus denen man Öl pressen kann, alle Nüsse und Obstsorten und Beeren, alle Gemüse über und unter der Erde, alles Getreide und Gräser, Kräuter und frische Milch, von allen Säugetieren der Welt. Erlegtes Fleisch und frischer Fisch. Ebenso Honig, der von Bienen gesammelt wird. Und fließendes Wasser direkt aus der Leitung.
Im Gegensatz dazu sind *Nahrungsmittel* das, was gekocht, gebraten und mit Chemikalien haltbar gemacht wird.
Es ist bekannt, daß ein großer Teil der Krankheiten und Schmerzen durch falsche Ernährung ausgelöst werden kann. Gebißverfall und Zahnkaries, Parodontose sowie alle Erkrankungen des Bewegungsapparates wie beispielsweise rheumatische Erkrankungen. Alle Stoffwechselerkrankungen wie Fettsucht, Zuckerkrankheit, Leberschäden, Gallensteine usw., Erkrankungen der Verdauungsorgane, Gefäßerkrankungen, mangelnde Infektabwehr, Allergien und natürlich alle Zivilisationskrankheiten, die durch Übergewicht entstehen. Wenn unser Körperfahrzeug den falschen Treibstoff bekommt, kann es nicht funktionieren.
Früher aßen die Menschen das, was in ihrer Heimat vom Landwirt angebaut wurde. Kein einziger Mensch dachte über Eiweiß, Kohlenhydrate und Fett nach. Heute zerlegt man die Lebensmittel in Grundstoffe und diese zerlegt man in chemische Bestandteile. Die krankhafte, ja fast

hysterische Betrachtung all dessen, was der einzelne ißt, ist meiner Meinung nach eine sehr ernstzunehmende Krankheit. Wer natürliche Lebensmittel zu sich nimmt, braucht nicht über jedes Vitamin, Enzym und Mineral nachzudenken. Alles wird ihm durch seine Nahrung zugeführt.
Und auch die Bedeutung der geistigen Nahrung darf nicht unterschätzt werden. Ein inniger Liebeskuß, eine zärtliche Umarmung, ein geflüstertes wohltuendes Wort baut jede Zelle auf und läßt sie gesunden. Krankmachende geistige Nahrung sind Streß, Neid, Eifersucht, Eitelkeit, die jede Zelle krank, ja todkrank machen kann.
Unerwähnt soll nicht bleiben, daß Vergleichsstudien belegen, daß Vegetarier ein stabileres Abwehrsystem besitzen. Nicht nur, weil sie kein tierisches Eiweiß zu sich nehmen und es durch pflanzliches ersetzen, sondern weil sie sich bewußt sind, wie und wo die Nahrung gedeiht, die sie für sich bekömmlich finden. Allein die Freude am natürlich Gewachsenen und Geernteten weckt während des Essens Frieden und Harmonie. Wer mit der Natur eins ist, dem begegnen ganz von selbst alle Dinge, die seinem Leben zuträglich sind.
Um das Gleichgewicht zu bewahren, das bewußt oder unbewußt unseren Körper stärkt, hat man vor undenklichen Zeiten Yoga-Übungen erdacht. Sie haben den Zweck, alle Hindernisse zu beseitigen.
Natürliche Bewegung ist durch nichts zu ersetzen. Verstärkt und vertieft wird sie durch die vorgeschlagenen Yoga-Übungen. Sie sind wie ein Glas Lebenselixier, das man während des Übens trinkt. Nachdem der Körper in dem immer anstrengender werdenden Alltag mißbraucht wird, gibt man ihm liebevoll die verlorene Kraft und Energie zurück.

Wie gebrauchen Sie das Yoga-Heilbuch

Schmerzlosigkeit und Gesundheit gehören zu den Grundrechten der Menschheit. Es ist der Zustand völligen körperlichen, seelischen und sozialen Wohlbefindens.
Wirklich gesunde Menschen sind eine Seltenheit geworden. Fast jeder braucht irgendein Medikament und sei es nur ein Abführmittel, Schlafpulver, Mittel gegen Sodbrennen, Nervosität etc. Er verschlingt Enzyme, Vitamine und was alles mehr. Doch wahre Gesundheit bedeutet ein ständig der medikamentösen Nachhilfe bedürftiger Allgemeinzustand natürlich nicht.
Überlegen Sie sich genau, was Ihnen Schmerzen bereitet. Oder welchen Schmerzen Sie vorsichtshalber vorbeugen möchten. Auch, vor welchen Krankheiten Sie Angst haben, und was Sie dagegen tun können. Die einzelnen Beschwerden sind alphabetisch geordnet. Unter jedem Stichwort finden Sie eine kurze Beschreibung der Ursachen, unterstützende Maßnahmen zur Heilung und am unteren Rand die vorgeschlagenen Übungen mit der Angabe, auf welcher Seite sie im Übungsteil hinten im Buch zu finden sind.
Meist sind es fünf Übungen, die in der vorgeschlagenen Reihenfolge durchgeführt werden sollten. Denn sie sind so zusammengestellt, daß eine andauernde Besserung und Heilung herbeigeführt wird. Sollte es Ihnen aus körperlichen oder aus zeitlichen Gründen nicht möglich sein, das gesamte Programm durchzuziehen, so beschränken Sie sich auf die Übungen, die Sie am meisten ansprechen.
Gedanklich setzen Sie sich das Ziel, den Schmerz, der Sie stört, zu beseitigen. Sie nehmen sich ernsthaft vor, unnachgiebig der Ursache entgegenzutreten, indem Sie täglich, am besten vor dem Schlafengehen, mit nicht mehr vollem Magen die vorgeschlagenen Yoga-Übungen ausführen.
Sie wollen das Ziel, das Sie sich selbst gesteckt haben, auf jeden Fall erreichen. Sie sind sich darüber klar, daß das in einigen Tagen, in

Wochen oder auch Monaten Erfolg bringen wird. Sie müssen dazu wissen, daß sich anfangs auch Schmerzen einstellen können, die die Veränderung, die in Ihrem Körper vor sich geht, anzeigen.

Und scheuen Sie nie die Mühe, einen zuständigen Facharzt aufzusuchen, wenn Sie unter ungewohnten Schmerzen oder Unwohlsein leiden. Mit einer exakten Diagnose ist es immer leichter, durch die richtige Wahl der Mittel der Krankheit die Stirn zu bieten. Sie sollten Ihrem Arzt mitteilen, daß Sie bereit sind, ihn in jeder Weise zu unterstützen, und nicht erwarten, daß er Ihre Krankheit heilen kann. Die Verantwortung haben allein Sie selbst.

Sie sollten nie vergessen, daß Sie nur ein einziges Körperfahrzeug haben. Alt werden ist keine Kunst, doch alt werden mit einem Körperfahrzeug, das stets verläßlich funktioniert, das ist wahre Lebenskunst, die verdient werden muß.

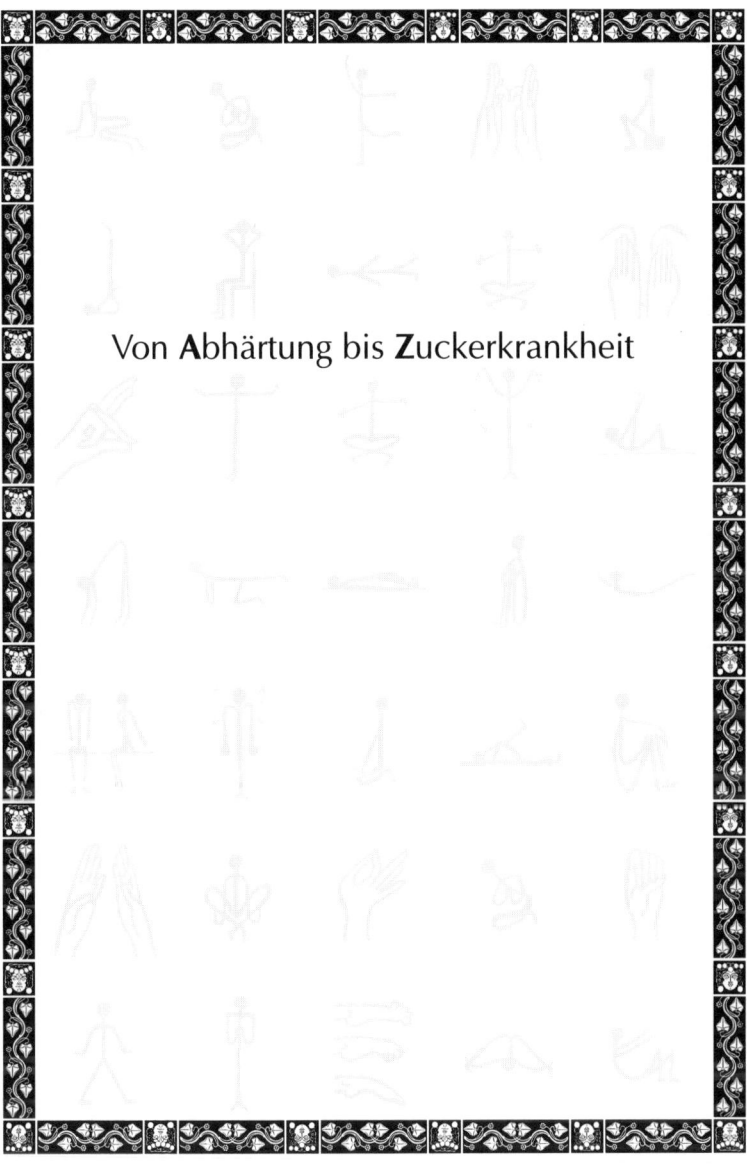

Von Abhärtung bis Zuckerkrankheit

Abhärtung
(Stärkung des Immunsystems)

Darunter versteht man die Vorbeugung gegen Erkältungskrankheiten, Infektionskrankheiten und die daraus entstehenden Störungen des Kreislaufes, des Herzens und des Nervensystems.
Die Einbildung, sich mit Medikamenten vorbeugend zu schützen, ist tatsächlich eine Einbildung. Denn alle notwendigen Vitamine, Spurenelemente, Mineralstoffe und all das, was Ihr Organismus für seine natürliche Abwehr benötigt, ist vollkommen ausreichend in der Nahrung, in Gemüse, Obst, Nüssen, Korn und Wasser enthalten.

Die vorgeschlagenen Übungen stärken das Abwehrsystem dadurch, daß sie den Stoffwechsel und die Durchblutung aller Drüsen beeinflussen.
Zusätzlich kann man sich zur täglichen Kaltwaschung durchringen. Ein Waschlappen wird in kaltes Wasser getaucht. Mit diesem feuchten Waschlappen wischt man sich bei den Füßen beginnend über Beine, Rücken, Bauch, Arme ab. Danach sollte man sich fest mit einem Handtuch trockenfrottieren.
Tägliches Spazierengehen, und zwar bei jedem Wetter, wirkt unterstützend. In Grippezeiten sollten Sie Gasthäuser, Cafés und große Menschenansammlungen meiden.
Täglich mit einem kleinen Löffel die Zunge am Morgen nüchtern abschaben. Finger nicht in den Mund oder zu den Nasenschleimhäuten führen. Oft Hände waschen.
Eine Trinkkur mit Birkentee – ein Teelöffel auf eine Tasse – und zehn Minuten zugedeckt ziehen lassen ist auch abwehrstärkend.

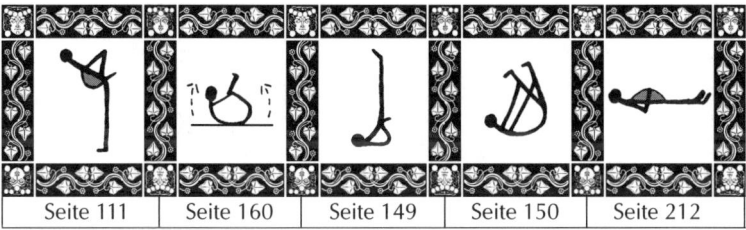

| Seite 111 | Seite 160 | Seite 149 | Seite 150 | Seite 212 |

Aids
(Acquired Immune Deficiency Syndrome)

Typisch sind Symptome einer schweren Infektionskrankheit. Die Erkrankten verlieren Gewicht, leiden unter Lymphknotenschwellungen, Husten und Nachtschweiß. Fehlende körpereigene Abwehrkräfte gegen eine Virusinfektion sind die Ursache von Aids. Aids gilt noch immer als unheilbar. Doch bedeutet der Nachweis des Virus im Blut nicht, daß die Krankheit auch gleich ausbricht. Aidsinfizierte sollen deshalb ihr Abwehrsystem stärken und durch Entspannungsübungen versuchen, mit der Angst leben zu können.

Die Übungen helfen, die dunklen und belastenden Gedankenbilder, die in einer solchen Situation auf einen einströmen, zu verändern. Es ist so, als würden sich von außen beschützende Hände um unsere Schultern legen, und man ist weniger allein, weil alles Lebende Kraft offenbart, die in den geschwächten Körper hineinströmt.

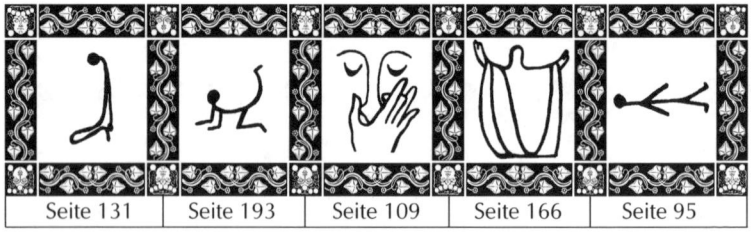

| Seite 131 | Seite 193 | Seite 109 | Seite 166 | Seite 95 |

Allergie

Der Körper reagiert auf körperfremde Substanzen. Er schlägt Alarm über Haut, Darmkanal und Schleimhäute.
Kontaktallergien entstehen durch Kosmetik, Badezusätze, Kleidungsstücke. Der Darmkanal reagiert auf artfremde Stoffe wie tierisches Eiweiß (Fisch, Eier, Milch), Erdbeeren und verschiedene Gewürze. Über die Atemwege dringen Blütenpollen, Hausstaub, sogenannte Luftallergene in den Körper. Medikamente (Kontrastmittel, Injektionen) können Unverträglichkeitserscheinungen auslösen.

Bei Allergien ist das harmonische Zusammenspiel des Körpers unterbrochen. Die Übungen stellen mit feinsten Schwingungen die aus dem Gleichgewicht geratenen Kräfte wieder her.
Keine erhitzten, konservierten und präparierten Nahrungsmittel.
Nur mit warmem Wasser waschen. Keine Flüssigseifen oder Abschminkmittel. So wenig wie möglich duschen und baden. Babyseife verwenden. Als Creme in der Apotheke Neridermcreme holen und für Gesicht und Körper verwenden.
Bewußt auf die Ernährung achten.

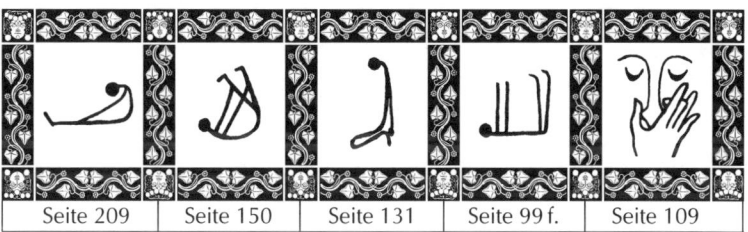

| Seite 209 | Seite 150 | Seite 131 | Seite 99 f. | Seite 109 |

Altern

Altern bedeutet Flüssigkeitsverlust und Austrocknung der Körpergewebe. Schwund des Fettgewebes und verhärtete Blutgefäße. Der Tod steht an der Wiege des Neugeborenen. Und ein weises Sprichwort sagt: „Auch der grünste Halm wird schließlich Stroh." Auch der Leichtherzigste weiß, daß das Greisenalter einmal beginnt und der Schlußpunkt seines Daseins nicht mehr fern ist. Um so mehr Anlaß, sich über jeden Augenblick des Lebens zu erfreuen. Und stolz zu sein auf sein einmaliges Körperfahrzeug, das man pflegt und gesund erhält. Seien Sie hilfreich anderen gegenüber, und machen Sie sich frei von falschen Erwartungen. Sie allein sind für Ihr Glück verantwortlich.

Es ist lächerlich, sich darauf zu verlassen, daß die moderne Wissenschaft das Leben des Menschen verlängert. Sie macht es nur möglich, daß mehr Menschen alt werden. Die Hundertjährigen gab es immer. Und lang leben heißt nur, das Altern auf sich nehmen. Deshalb sollte man bewußt arbeiten, um zu leben. Aber leben, um zu arbeiten und sich Dinge anzuschaffen, die kein Mensch wirklich braucht, ist unvernünftig.

Die vorgeschlagenen Übungen ändern die Betrachtungsweise des Lebens, lassen erkennen, daß der wahre Reichtum in uns ruht und von uns erlebt wird. Jugendlichkeit und Schönheit kommt vom Herzen und flüchtet vor Verstand, Vorsorge und Anklammern an das, was Sicherheit sein könnte.

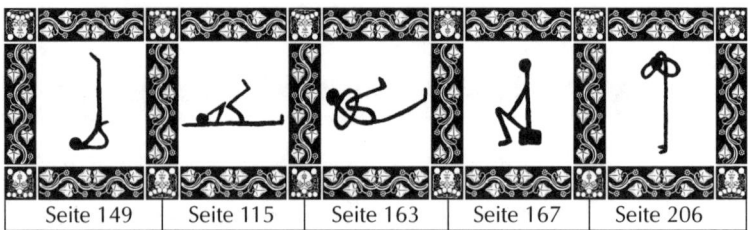

| Seite 149 | Seite 115 | Seite 163 | Seite 167 | Seite 206 |

Angst

Angst ist ein natürlicher Schutzmechanismus gegen äußeres und inneres Verletztwerden. Angst ist ein normales Warnsystem. Angst läßt die rote Ampel aufleuchten, wenn Gefahr von außen droht oder die persönliche Sicherheit nicht gesichert ist. Angst vor leeren Plätzen ist Symbol für Unsicherheit und eine ungewisse Zukunft, Angst vor geschlossen Räumen und Enge das Symbol für Verlassenheit und Öde. Angst überflutet das Bewußtsein, und der Betroffene ist unfähig, überlegt zu handeln oder zu reagieren. Die Ratlosigkeit führt zu Blaß- oder Heißwerden, unsicherem Gehen, Schwindel bis hin zum Kollabieren. Muskuläre Organe verkrampfen sich.

Am besten ist es, Dinge zu tun, die Freude machen. Alle Übungen stärken Geist und Körper und vertreiben auf Dauer alle Gedankenbilder, die uns nichts Erheiterndes und Aufbauendes zuführen. Sie helfen Ihnen, sich tief zu entspannen und Ihre Mitte zu finden.

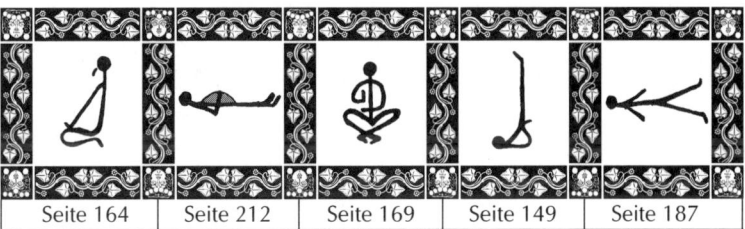

| Seite 164 | Seite 212 | Seite 169 | Seite 149 | Seite 187 |

Asthma

Asthma äußert sich in schwerem kurzem Atmen. Die kleinsten Bronchien verkrampfen sich und lassen nicht genügend Luft durch. Ursache kann eine allergische Überempfindlichkeit sein, doch ist die Ursache oft auch im seelischen Bereich zu suchen. Es gibt Fälle, bei denen der Wechsel des häuslichen Umfeldes eine wesentliche Besserung erkennen läßt. Ein Anfall mit hochgradiger Atemnot erfordert ärztliche Hilfe.

Abhärtung in jedem Sinne. Täglicher Spaziergang. Besonders wichtig sind Atemübungen und Meditation. Keine Raumeinengung. Kein Hallenbadbesuch wegen des Chlorwassers. Versuchen Sie, auf vegetarische Kost umzusteigen. Durch tägliches Üben die Haltung verbessern. Die vorgeschlagenen Übungen haben bei vielen Schülern eine vollkommene Heilung, bei allen jedoch eine Besserung gebracht.

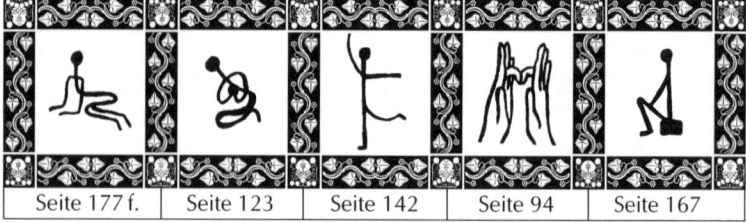

| Seite 177 f. | Seite 123 | Seite 142 | Seite 94 | Seite 167 |

Auge

Der Augapfel ist annähernd kugelförmig und eingebettet in das Fett der Augenhöhle. Zum Auge gehören auch Augenmuskeln, Augenlider, Bindehaut und Tränenapparat. Die Augen gehören zu den empfindlichsten Organen. Zivilisationsbedingt werden sie durch schattenfreies (Neon-) Licht, Computerarbeit und das seltene Schauen auf weite Entfernungen stark belastet.

Die vorgeschlagenen Übungen dienen zur Stärkung der Augen. Die verstärkte Durchblutung des Kopfes wirkt auch vorbeugend für Sehschwächen im Alter. Bei vermehrtem oder vermindertem Tränenfluß helfen die Übungen oft schon nach zwei Wochen.
Wohltuend sind auch kühle, feuchte Kamille-Watteplättchen, die man fünfzehn Minuten aufs Auge legt.
Bei intensiver Sonnenbestrahlung sind zum Schutz der Netzhaut UV-Schutzbrillen zu tragen.
Zur Entspannung der Augen empfiehlt sich auch ein Spaziergang im Grünen. Die Farbe Grün wirkt erholsam auf die Augen.

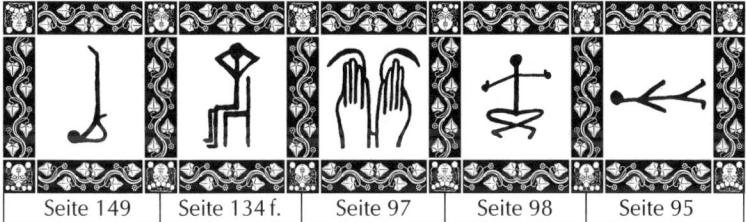

| Seite 149 | Seite 134 f. | Seite 97 | Seite 98 | Seite 95 |

Bandscheibenvorfall 24

Eine Bindegewebsschwäche führt zu einem Vorfall der beiden Polster, die zwischen den Wirbelringen als Federung dienen. Da sie das gesamte Körpergewicht abfedern müssen sowie alles, was wir zusätzlich tragen, heben und schieben, sollten sie einmal am Tag von dem ständigen Druck befreit werden, um bis ins hohe Alter ihre Elastizität zu erhalten. Die Bandscheiben regenerieren sich in der Zeit, die Sie ihnen geben und in der Sie den Druck von ihnen nehmen.

Kein Bergauf- und Bergabgehen. Tennisschuhe mit Fußbett tragen. Massagen und Moorpackungen reizen die beleidigten Regionen und bringen immer eine Verstärkung der Schmerzen. Klären lassen, ob eine Schrägstellung des Beckens vorliegt, bedingt durch eine Wirbelsäulenkrümmung, oder ob das Kreuz-Darmbein beteiligt ist. Seien Sie bereit, täglich etwas für Ihre Schmerzfreiheit zu tun. Jährlich könnten sich viele Menschen eine Bandscheibenoperation ersparen, wenn sie die unten vorgeschlagenen Übungen für ihre eigene Gesundheit wirklich regelmäßig einsetzten.

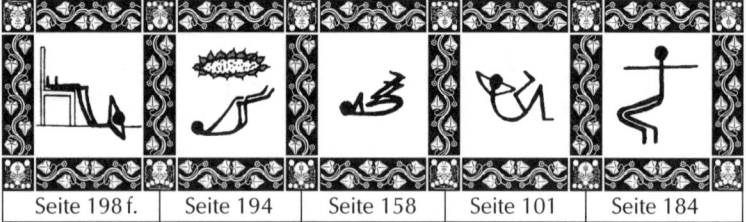

| Seite 198 f. | Seite 194 | Seite 158 | Seite 101 | Seite 184 |

Blähbauch

Neben Verstopfung und Durchfall eine der häufigsten Beschwerden. Der Blähbauch äußert sich in einem Völle- und Druckgefühl, in Luftaufstoßen und Leibschmerzen. Oft bedrängt die Luft im Bauch das Herz. Das kann einem Herzanfall gleichen und wird Roemheldsches Syndrom genannt: eine Verschiebung des Herzens nach oben infolge eines hochstehenden Zwerchfells durch einen geblähten Magen oder geblähte Därme. Das Nachlassen der Bauchmuskelspannung führt zu Blähungen, ebenso ein starkes Hohlkreuz mit Tiefstand des Zwerchfells.

Die Übungen befreien im akuten Schmerzzustand vom Druck, der auf verschiedene Organe ausgeübt wird. Zusätzlich stellen sie das Gleichgewicht der Hormondrüsen wieder her, damit es nicht zu störenden Gasansammlungen kommt. Sie können alles essen, wenn Sie es in ganz kleinen Portionen über den Tag verteilen. Keine große Mahlzeit! Bei schwer verdaulichen Nahrungsmitteln jeden Bissen dreißigmal kauen. Essen Sie nie, wenn Sie nervös oder in Eile sind, sonst verschlucken Sie die gesamte Luft, die in den Magen gelangt und Sie dort schwer bedrängt.

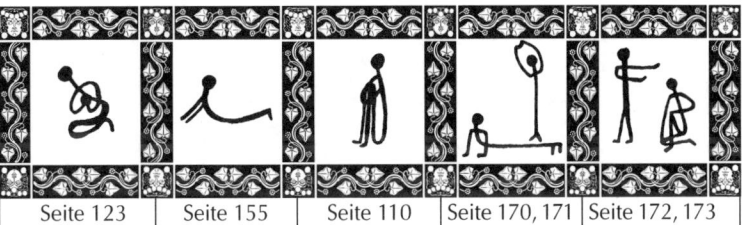

| Seite 123 | Seite 155 | Seite 110 | Seite 170, 171 | Seite 172, 173 |

Bläschenausschlag — 26
(Herpes)

Bläschenausschlag tritt meist an Mund, Lippen und Schleimhäuten auf. Die Übertragung erfolgt durch Tröpfchen oder Kontaktinfektion. Der Bläschenausschlag kann auch an der Nase, an den männlichen und weiblichen Genitalien, hinter dem Augapfel und am After auftreten, ist jedoch keine Geschlechtskrankheit.

Das Betupfen der Wundstellen (ca. fünfzehn Minuten) mit warmem Salbeitee wirkt Wunder. Es sollte alles vermieden werden, was die Widerstandsfähigkeit des Organismus herabsetzt. Ein unausgeglichenes Seelenleben, Wettereinflüsse, Kälte, Hitze, zu starke Sonnenbestrahlung, Unterkühlung, Reisen, Streß und Aufregung öffnen alle Tore für Infektionskrankheiten. Entspannung hat Vorrang. Ebenso Stille und Ruhe erfahren. Die vorgeschlagenen Übungen werden, wenn sie täglich durchgeführt werden, auf Dauer das Abwehrsystem wieder in seine ursprüngliche Ordnung bringen, so daß sich die lästige Erkrankung für immer verabschiedet.

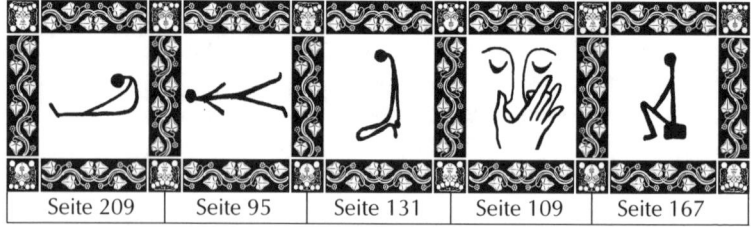

| Seite 209 | Seite 95 | Seite 131 | Seite 109 | Seite 167 |

Blasenschwäche

Blasenschwäche zeigt sich im unfreiwilligen Abgang von Urin. Aus der Harnblase lösen sich einige Tröpfchen, wenn man springt, niest, preßt oder unerwartet hustet. Ein Urologe klärt, ob es sich um eine Entzündung an der Mündung zum Harnleiter oder zur Blase, um eine Senkung der Unterleibsorgane, eine Schließmuskelschwäche oder um einen anderen organischen Defekt handelt. Nachträufeln beim Manne im Alter ist keine Krankheit, es hängt mit der Kontraktionsfähigkeit, das heißt der fehlenden Muskelspannung im Harnröhrenbereich, zusammen.

Bei Blasenschwäche ist eine tägliche Beckenboden-Übung anzuraten. Nach einigen Wochen konnten Schüler berichten, daß sich die unangenehmen Beschwerden verabschiedet haben. Auch nervös bedingte Ursachen sollten bedacht werden, wenn keine organische Beschwerde vorliegt. Die Muskeln brauchen ihre tägliche An- und Entspannung des Gewebes, um ihre jugendliche Elastizität teilweise wiederzuerlangen.

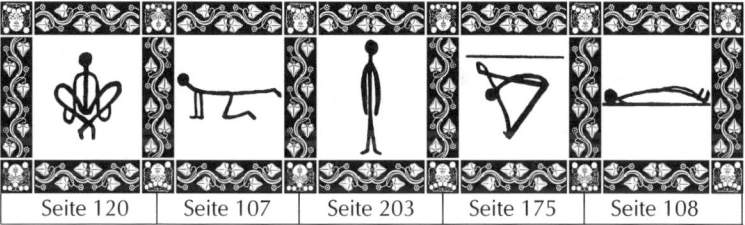

| Seite 120 | Seite 107 | Seite 203 | Seite 175 | Seite 108 |

Blutdruck
(hoch)

Der Blutdruck ist der in den Blutgefäßen und Herzkammern herrschende Druck. Der Grenzwert beträgt 160/90. Der hohe Blutdruck wird als Killer Nummer eins bezeichnet. In Deutschland gibt es über fünf Millionen Menschen mit zu hohem Blutdruck. Man merkt ihn nicht. Man fühlt sich wohl und ist oft besonders aktiv. Auf Dauer führt der hohe Blutdruck aber zur Schädigung der Gefäßwand. Gefäße des Gehirns, der Beine und auch andere Gefäßgebiete sind davon betroffen.

Absolut kein Salz. Besonders in Fertiggerichten und Konserven sowie beim Essen im Restaurant lauern die verborgenen Salze. Übergewicht ist häufig die Ursache für einen zu hohen Blutdruck. Besonders Arbeitsstreß mit einem hohen Druck und geringer Eigenverantwortlichkeit gilt als weiterer Auslöser. Viel spazierengehen. Viel Bewegung ohne Anstrengung. Die vorgeschlagenen nervenberuhigenden Atemübungen reduzieren den Herzschlag und schonen die Venen. Regelmäßig ausgeführt, haben genau diese Übungen bei meinen Schülern die größten Erfolge erzielt.

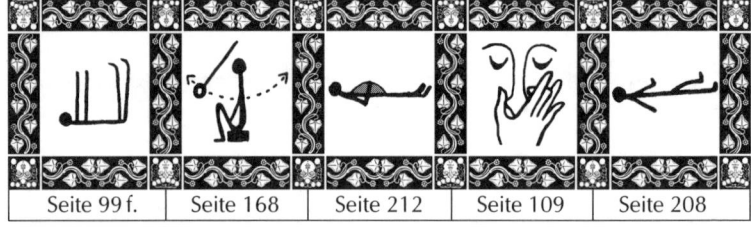

| Seite 99 f. | Seite 168 | Seite 212 | Seite 109 | Seite 208 |

Blutdruck
(niedrig)

Der niedrige Blutdruck ist eine körperliche Eigenart. Man sagt, er sei eine Garantie für ein langes Leben. Die unterste Grenze des Blutdrucks ist bei den Frauen 95/60, beim Mann 105/70. Die meisten Menschen sind bei diesen Blutdruckwerten beschwerdefrei. Es kann sein, daß ein niedriger Blutdruck Kopfschmerzen bereitet oder daß Schwindel und Augenflimmern bemerkt werden.

Die Übungen sind so zusammengestellt, daß die Durchblutung behutsam und langsam gesteigert wird, bis Muskeln, Organe und Gewebe höchstmöglich durchströmt werden.

An heißen oder schwülen Sommertagen nur leichte körperliche Tätigkeit. Obergrenze der Wassertemperatur 26 Grad. Keine heißen Wannenbäder. Bei Schwindel Schwarztee mit Zucker. Eventuell ein Gläschen Cognac und etwas Süßes. Nach einem Bad sehr langsam aufstehen, keine Sauna oder Moorpackungen. Morgens langsam aufstehen. Keine Wechselbäder mit heiß und kalt. Bei Ohnmacht Beine hochlagern. Gut bewähren sich Hoffmannstropfen. Man nimmt zwanzig Tropfen in etwas Wasser.

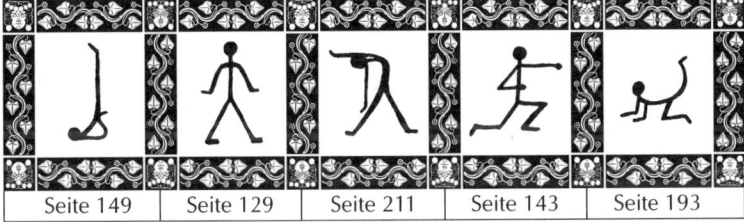

| Seite 149 | Seite 129 | Seite 211 | Seite 143 | Seite 193 |

Darmerkrankung 30
(Reizkolon)

Ein Reizzustand des Dickdarms ohne nachweisbare organische Veränderung. Die Beschwerden sind Unbehagen, Druck und Völlegefühl im Leib, unregelmäßiger Stuhlgang. Nervöse Zustände wie Herzklopfen, ängstliche Erwartung und depressive Grundstimmung, Schlafstörungen.

Vorrangig wird durch die vorgeschlagenen Übungen über Nervenbahnen und Bewegungsablauf und Stärkung von Muskeln und Gewebe der gesamte Darmtrakt angeregt und gereinigt. Übungen täglich ausführen. Es ist keinerlei Diät notwendig. Jedoch muß langsam gegessen werden, und es ist ratsam, mehrere kleine Mahlzeiten zu sich zu nehmen. Bei häufiger auftretendem Durchfall Bananen, Trockenobst, Nüsse, Bohnen, Linsen und Rosenkohl den Vorzug geben. Wenig Knoblauch. Zwiebel nie braun rösten, nur weiß schäumen lassen, so daß sie süß schmeckt.

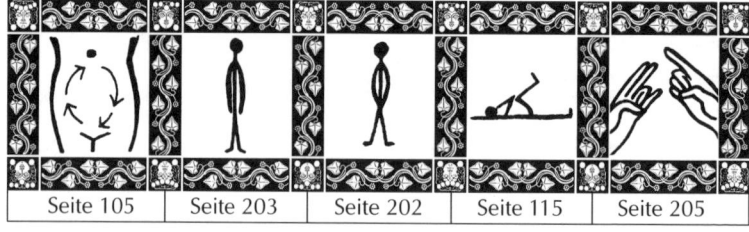

| Seite 105 | Seite 203 | Seite 202 | Seite 115 | Seite 205 |

Darmträgheit

Sie sollten sich bewußt sein, daß dieser Zustand zwar lästig, aber keine Krankheit ist. Trotzdem sollten Sie die Ursache von einem Arzt dann klären lassen, wenn die Darmträgheit drei Tage lang keine Stuhlentleerung auslöst. Die Erlebniswelt des einzelnen und die jeweiligen Gedankenbilder spielen eine große Rolle. Die Darmmuskulatur kann verkrampfen und sich verengen und hält den Inhalt fest, wenn der Mensch den nervösen Steuermechanismus mit unbewältigten Lebenssituationen wie Angst, Ehrgeiz, krankhaftem Reinigungsbedürfnis und vielem mehr (zum Beispiel „Der Darm muß rein und leer sein") überbeansprucht.

Die Übungen sorgen für die regelmäßige Entleerung des Darms. Eigenmassage. Viel Spazierengehen. Immer daran denken, daß ein täglicher Stuhlgang zur Zwangsvorstellung werden kann. Das Gewicht wird dadurch nicht vermindert. Ein sogenannter gereinigter Darm bringt keinen einzigen gesundheitlichen Vorteil. Blähungen und Hämorrhoiden haben nichts mit der Häufigkeit des Stuhlgangs zu tun. Eine „Totalentleerung" ist eine lächerliche Illusion.

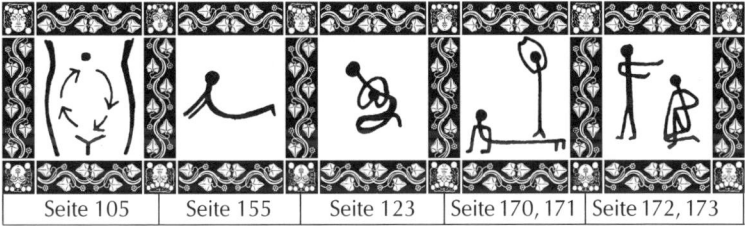

| Seite 105 | Seite 155 | Seite 123 | Seite 170, 171 | Seite 172, 173 |

Degenerativer Gelenkrheumatismus
(Arthrose), Hüftgelenke

Gelenkerkrankungen, die nicht durch Entzündungen, sondern durch Überbelastung des Knorpels verursacht werden, bezeichnet man als Arthrosen. Sie können an allen Gelenken auftreten, die stärker belastet werden, als sie belastungsfähig sind. Am häufigsten werden Hüft- und Kniegelenke betroffen. Die Erkrankung des Hüftgelenks durch Veränderung des Gelenkknorpels wird Koxarthrose genannt. Aus einer Hüftschrägstellung oder einem geschädigten Kreuz-Darmbeingelenk, einer Wirbelsäulenkrümmung, entstehen ebenfalls eine Fehlstellung des Beckens und eine Überbelastung eines oder beider Hüftgelenke.

Die Übungen befreien das starre eingeengte Gelenk. Es wird langsam gedehnt, dadurch lindert man die Schmerzen und die Nerven werden vom ständigen Druck befreit.
Leichte Bewegung ohne Gewichtsbelastung verbessert immer die eingeschränkte Beweglichkeit. Äußerst schädlich wirken sich Gewichtheben, Fußballspielen, Tennis, Treppensteigen, Bergab- und Bergaufgehen auf die Hüftgelenke aus, da dadurch der Druck und die Reibung im Gelenk verstärkt wird.

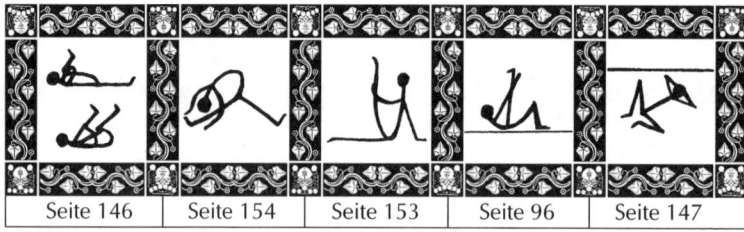

| Seite 146 | Seite 154 | Seite 153 | Seite 96 | Seite 147 |

Degenerativer Gelenkrheumatismus
(Arthrose), Kniegelenke

Arthrosen im Kniegelenk sind für übergewichtige Menschen besonders schmerzhaft. Kniegelenkarthrosen können sich schon in jungen Jahren bemerkbar machen, wenn die Menisken (halbmondförmige Sehnenplatten im Kniegelenk) infolge eines Unfalls eingerissen waren und nicht rechtzeitig operiert wurden. Gelenkergüsse können auftreten und werden von einem Arzt abgelassen. Später kann das Knie nicht mehr ganz durchgestreckt werden und Treppensteigen wird zur Qual.

Die Übungen sind ohne Belastung und können dem Fortschreiten der Krankheit Einhalt gebieten. Die Zeit, die meist für Moor- und Fangopackungen (Vorsicht Kreislauf) sowie für Bestrahlungen aufgewendet wird, wäre besser genutzt mit den vorgeschlagenen Übungen, und zwar täglich. Operationen werden, solange es geht, hinausgeschoben. Künstliche Kniegelenke haben allerlei Nachteile und werden nur in ganz besonders schweren Fällen eingesetzt.

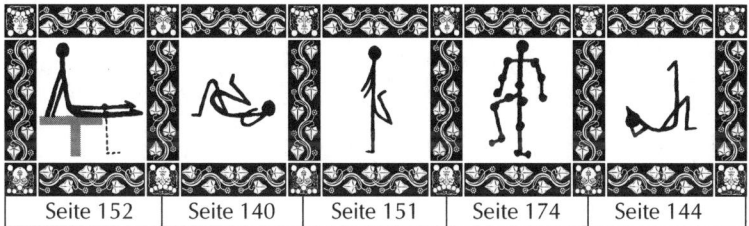

| Seite 152 | Seite 140 | Seite 151 | Seite 174 | Seite 144 |

Degenerativer Gelenkrheumatismus 34
(Arthrose), Fingergelenke

Obwohl nicht die Mehrbelastung oder Überbelastung der Fingergelenke die Ursache dieser Erkrankung ist, bietet sich auch hier das gleiche Bild wie bei anderen Gelenken: Typische Zeichen sind zweihöckrige Knoten an den befallenen Gelenken, die jedoch nicht mit Gichtknoten verwechselt werden dürfen. Sie werden mit der Zeit höckriger und größer und verunstalten die Finger. Dies kann sehr schmerzhaft sein.

Da ich selbst schon mit achtunddreißig Jahren zum erstenmal diese Knoten an meinen Händen bemerkte und starke Schmerzen hatte, kann ich hier nachweisbar behaupten, daß diese häßlichen Knoten nach ca. vier Monaten verschwinden, wenn man überhaupt kein tierisches Eiweiß zu sich nimmt. Keine Butter, keine Milchprodukte, keinerlei Fleisch und Fisch und keine Fertiggerichte. Ein Stück fetter Käse, ein Bissen Fisch oder Fleisch, und schon am nächsten Tag ist der höckrige Knoten schmerzend und gerötet zu sehen. Wenn Sie die Übungen täglich ausführen, erhalten Sie die höchstmögliche Beweglichkeit der Hände.

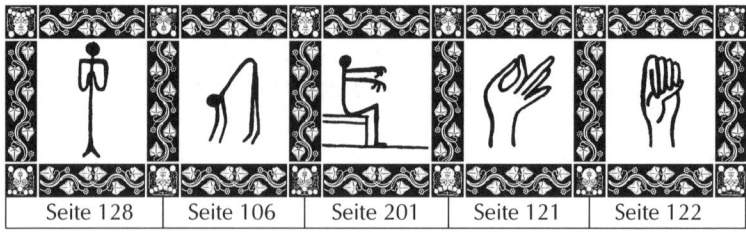

| Seite 128 | Seite 106 | Seite 201 | Seite 121 | Seite 122 |

Depression

Das heißt, sich in einem Zustand tiefster Traurigkeit zu befinden. Typisch ist ein Sichzurückziehen in die Einsamkeit. Man kann nicht schlafen, sich nicht konzentrieren, ist voller Angst und Angespanntheit. Man leidet unter Liebesverlust. Durch den Tod eines geliebten Menschen. Durch Verlassen- und Zurückgestoßenwerden. Durch das Erkennen, daß es den Tod gibt, durch das Älterwerden, Alleinsein und das Erleben von Krankheit. Dies alles sind mögliche Ursachen, und wenn man zu einem depressiven Menschen sagt, nimm dich zusammen, ist das ungefähr so, als verlange man, seine Augen sollten anstatt blau braun werden.

Bei vielen Schülern bewirkten die Übungen, daß es ihnen wieder möglich wurde, eine bejahende Lebenseinstellung aufzubauen. Meist sind Depressionen von Luftaufstoßen, Blähungen, muskulärem Rheumatismus, Rücken- und Nackenschmerzen sowie von Wadenkrämpfen begleitet. Am erholsamsten ist die Flucht aus dem häuslichen Umfeld. Sich zwingen, jeden Tag spazierenzugehen, bei jedem Wetter. Mit Bedacht keine grauen und schwarzen Farben tragen. Disziplinierte Körperpflege, immer nett aussehen. Vor dem Schlafengehen eine Milch-Haferflockensuppe ohne Zucker. Lavendeltee (ein Teelöffel auf eine Tasse, zehn Minuten ziehen lassen).

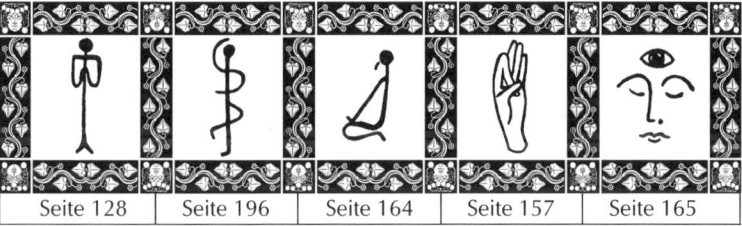

| Seite 128 | Seite 196 | Seite 164 | Seite 157 | Seite 165 |

Dicker Bauch

Die Sehnenhülle des geraden Bauchmuskels ist vergleichbar mit der schimmernden Bauchpanzerplatte eines Kriegers. Bei männlichen Skulpturen sieht man den geraden Bauchmuskel, der sich vom Brustbein zu den Lenden hinunterschmiegt, deutlich hervortreten. Ohne einen durchtrainierten geraden Bauchmuskel kommt es früher oder später unweigerlich zu Rückenschmerzen. Das Bauchgewölbe, das unter dem Nabel schwabbelt, die Bauchkugel, die sich über dem Nabel prall hervorwölbt, sind ein Beweis für die unvorstellbare Unvernunft eines Menschen.

Alle gezeigten Übungen kräftigen Bauch- und Rückenmuskulatur. Betreiben Sie zusätzlich regelmäßig Gesellschaftstanzen, Radfahren, Spazierengehen. Schwimmen Sie in warmem Wasser. Verringern Sie Ihr Übergewicht, indem Sie ab fünfzehn Uhr nichts mehr essen, sondern nur noch ungezuckerten Tee trinken. Es gibt keine Entschuldigung dafür, daß ein Mensch im Alter nicht mehr das gleiche Gewicht und die gleichen Körpermaße besitzt wie in jungen Jahren. Die Haut ist zwar schlaffer, die Knochen spröder, Falten haben sich gebildet, man ist ein wenig kleiner geworden. Aber was soll's, mit ein wenig Disziplin ist man elastisch und jugendlich und lebt schmerzfreier. Das sollte Ansporn genug sein.

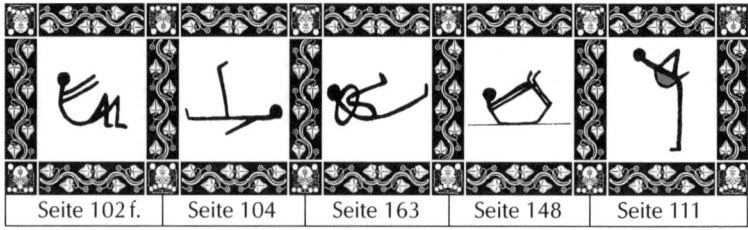

| Seite 102 f. | Seite 104 | Seite 163 | Seite 148 | Seite 111 |

Durchblutungsstörungen

Durchblutungsstörungen entstehen durch die mangelnde Durchblutung eines bestimmten Gefäßbezirkes.
Die Arterienverkalkung ist eine vorzeitige Verhärtung und Verengung mit Elastizitätsverlust jener Gefäße, die vom Herzen aus alle lebenswichtigen Organsysteme ernähren. Ursachen sind Fettverwertungsstörungen, Allergien, Nikotingenuß, Alkohol, nervös-vegetative Fehlsteuerungen sowie erbliche Belastung. Die Gefäße sollten innen glatt sein, das Blut findet bei seinem schnellen Lauf keinen Widerstand. Durch Ablagerungen von Fettsubstanzen bilden sich Erhebungen, an denen sich Blutplättchen ablagern. Die Ablagerung nennt man Plaque. Bricht das Plaque auf, bildet sich ein Thrombus, der einen Infarkt auslösen kann.

Durch die vorgeschlagenen Übungen werden die Gefäße trainiert. Meditation und Atemübungen werden empfohlen, um Dauerstreß die Stirn zu bieten. Wie immer wird ein körperliches Gefäßtraining, das über das Tablettenschlucken hinausgeht, das verläßlichste sein, damit sich jeder einzelne seine Gesundheit erhält. Bewegung ohne Belastung ist unerläßlich, beispielsweise ein täglicher Spaziergang bei jedem Wetter. Luftbäder, Atemübungen, wenig tierisches Eiweiß.

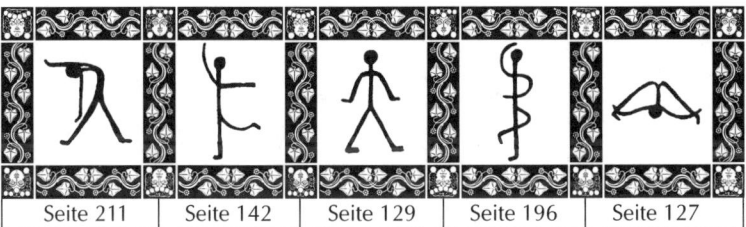

| Seite 211 | Seite 142 | Seite 129 | Seite 196 | Seite 127 |

Empfängnis
(Kinderwunsch)

Beim Geschlechtsverkehr wird das Sperma durch den Penis, den eine Venenstauung vergrößert und aufrichtet, in die weibliche Scheide eingespritzt. Nur ein Spermium von den vierhundert Millionen, die die große Reise antreten, kann den Wettlauf zur Eizelle gewinnen. Manche Frauen und Männer sehnen sich nach einem Kind. Doch obwohl der Arzt Mann und Frau als gesund erklärt, kommt es immer häufiger vor, daß keine Empfängnis stattfindet.

Zuerst haben wir aus Erfahrung gelernt, daß das ununterbrochene Wunschdenken nach einem Kind die Empfängnis zu erschweren scheint. Ein Jahr ohne fixierte Bemühungen und mit dem Vorhaben, vielleicht ein Kind zu adoptieren, haben oft zu der erwünschten Schwangerschaft geführt. Eine Schülerin bekam, kurz nachdem sie einen süßen Buben adoptiert hatte, ein reizendes Mäderl hinzu, das sich vorher in vielen Jahren voller Bemühungen nicht einstellen wollte. Auch die vorgeschlagenen Übungen, von Mann und Frau täglich für längere Zeit durchgeführt, haben Schülern von uns ihren lang gehegten Wunsch nach einem eigenen Kind erfüllt, weil sie die Durchblutung des gesamten Unterleibs fördern, Energieblockaden lösen.

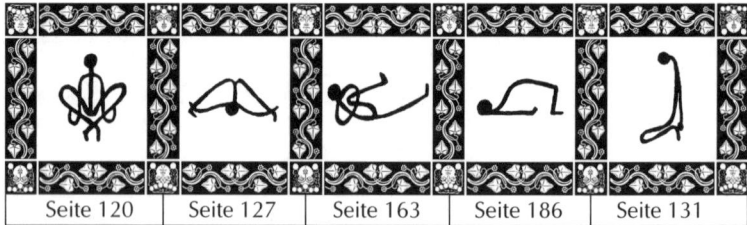

| Seite 120 | Seite 127 | Seite 163 | Seite 186 | Seite 131 |

Entzündlicher Gelenkrheumatismus
(Arthritis), Hüftgelenke

Man weiß nicht, warum ein Mensch an Arthritis erkrankt, auch nicht genau, wie sie behandelt oder geheilt werden kann. Dieses rätselhafte Leiden besteht aus einer Entzündung vieler Gelenke. Die Gelenkstruktur wird nicht nur zerstört, sondern es treten auch Wucherungen der Knochenoberfläche auf. Die Folge ist eine Versteifung des Gelenks, die durch Schonung gefördert wird. Wenn man die Gelenke dauernd ohne Belastung bewegt, kann man sie funktionstüchtig erhalten.

Jede der Übungen dehnt und entspannt den Muskelbereich, der für die Unbeweglichkeit des Gelenkes verantwortlich ist. Vor dem Schlafengehen ausgeführt, sind die Schmerzbereiche in der Nacht optimal durchblutet.
Wenn möglich, in einem Land für ein Jahr oder länger Arbeit suchen, in dem keine Luftfeuchtigkeit herrscht. Israel, Mexiko und andere Länder mit sehr geringer Luftfeuchtigkeit bieten sich an. Ansonsten ist Bewegung die einzig wirksame Therapie, für die nur Sie selbst sich einsetzen können. Nicht über die Schmerzgrenze gehen. Kein tierisches Eiweiß zu sich nehmen, jedoch mit Nüssen und anderen pflanzlichem Eiweiß ersetzen. Nicht aufgeben, auch wenn anfangs die Schmerzen heftiger werden. Täglich spazierengehen.

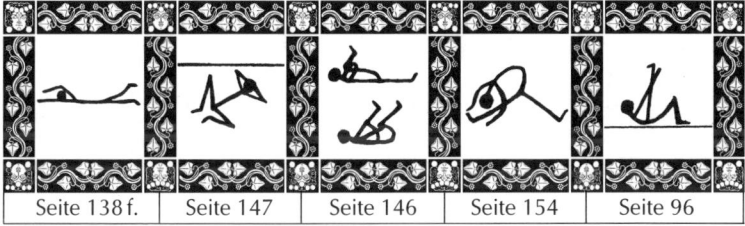

| Seite 138 f. | Seite 147 | Seite 146 | Seite 154 | Seite 96 |

Entzündlicher Gelenkrheumatismus
(Arthritis), Kniegelenke

Eine Besserung oder endgültige Heilung ist nur möglich durch die ununterbrochene Mitarbeit des Betroffenen. Das Leiden kann hinausgeschoben, verzögert und am Fortschreiten gehindert werden, wenn Sie sich täglich dafür einsetzen. Sehr unangenehm ist die Morgensteifheit der betroffenen Gelenke. Weil die anhaltende Entzündung eine zunehmende Versteifung der Gelenke fördert, darf das Gelenk nie geschont werden.

Tägliche Bewegung ohne Belastung. Auf jeden Fall Treppensteigen vermeiden. Entzündete Kniegelenke vertragen kein langes Wandern. Bergauf- und Bergabgehen ist strengstens verboten. An den Gelenkinnenseiten bilden sich druckschmerzhafte Polster. Beim Verschleiß von Kniegelenken gilt ausnahmslos: „Beschäftigung und Bewegung ohne Belastung so viel wie nur möglich." Nichts bietet sich dazu so hilfreich an wie die vorgeschlagenen Yoga-Übungen. Und auch bei anfangs vermehrten Schmerzen nicht aufgeben, denn es wird leichter und leichter werden.

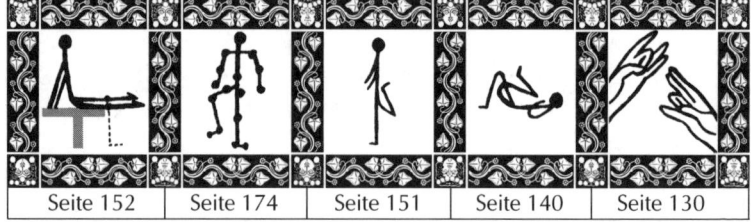

| Seite 152 | Seite 174 | Seite 151 | Seite 140 | Seite 130 |

Erbrechen

Der Magen entleert sich durch Reizung des Brechzentrums im Gehirn. Vorboten sind Übelkeit, Blässe, Schweißausbruch, Schwindel, schneller Puls und vermehrter Speichelfluß. Es können jedoch auch seelische Hintergründe oder Organveränderungen im Magen-Darm-Bereich, die Galle oder Vergiftungserscheinungen die Übelkeit und das Erbrechen hervorrufen.

Bei Erbrechen (sowie bei Durchfall) konnten durch die vorgeschlagenen Übungen nicht nur die Beschwerden gelindert, sondern auch die Erkrankung ausgeheilt werden.
Viele subtile Vorgänge in der Erlebniswelt eines Menschen können das psychogene Erbrechen auslösen. Breikost (Haferflockensuppe, Grießbrei oder Reisbrei) ist empfehlenswert, um den Magen-Darm-Kanal zu entlasten. Als Getränk Schwarztee bevorzugen.

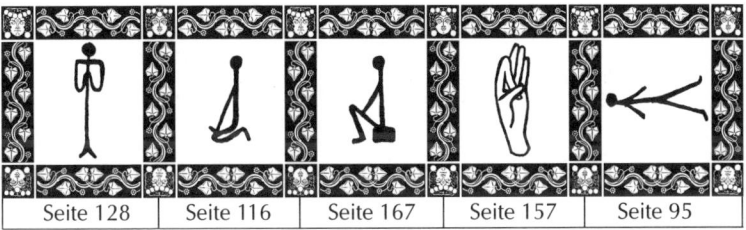

| Seite 128 | Seite 116 | Seite 167 | Seite 157 | Seite 95 |

Fieber 42

Erhöhte Temperatur ist meist das Zeichen einer Infektion. Das heißt, eine Invasion von Fremdkeimen befindet sich im Körper. Infektionskeime und Abwehrkräfte stehen in einem ständigen Gleichgewicht. Fieber ist also ein Zeichen, daß natürliche Abwehrkräfte die Bakteriengifte abtöten.

Die vorgeschlagene Übung vermindert das Hitzegefühl besonders im Kopf, genauso wie ein Wadenwickel dem Körper das unangenehme heiße Brennen und die Benommenheit nimmt. Tauchen Sie Kniestrümpfe in kaltes Essigwasser, ziehen Sie die Strümpfe über die Waden, umwickeln diese mit trockenen Tüchern, und wiederholen Sie den Vorgang nach einer halben Stunde – so lange, bis das Fieber sich zu senken beginnt.

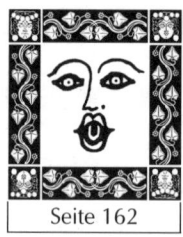

Seite 162

Frauenbeschwerden
(schmerzhafte Menstruation)

"Unwohlsein" zeigt die Störung des körperlichen und seelischen Wohlbefindens an. Für manche Frauen eine äußerst lästige Zeit. Der Schmerz steigert sich oft zu wehenartigen Gebärmutterkoliken, die in den Rücken und den Leib ausstrahlen. Der Bauch wirkt aufgebläht, Kontaktlinsen werden in dieser Zeit schlecht vertragen, und man neigt zu Schweißausbrüchen. Neurohormonelle Schwankungen führen zur Verkrampfung der Blutgefäße innerhalb der Gebärmutter oder der Scheide.
Auch Tumore oder Myome können die Ursache sein. Ebenso eine fixierte Abwehrhaltung zur Sexualität.

Die vorgeschlagenen Yoga-Übungen können in kurzer Zeit Erleichterung bringen. Ebenso ein selbst herbeigeführter Orgasmus. Meditation hilft, wenn der ganze Organismus sich gegen das Erwachsenwerden wehrt und die Menstruation ausbleibt, wie bei der Magersucht junger Mädchen. Die vorgeschlagenen Übungen sollten jeden Tag für längere Zeit ausgeführt werden, wenn man Linderung herbeiführen will. Kochsalzarm und tiereiweißarm essen unterstützt den Erfolg.

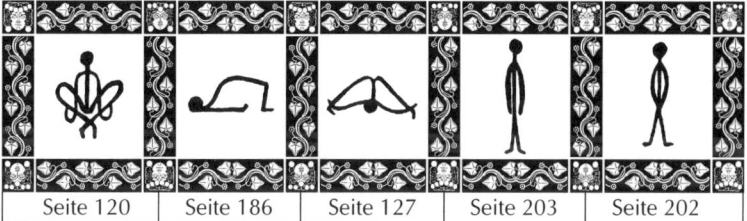

| Seite 120 | Seite 186 | Seite 127 | Seite 203 | Seite 202 |

Frauenkrankheiten 44

Alle Frauenkrankheiten müssen vom Frauenarzt behandelt werden. Es gibt davon so viele verschiedene, daß eine Diagnose unumgänglich ist. Häufigste Erkrankung ist der Ausfluß. Pilze und Trichonomaden sind meist die Ursache. Auch Herpesviren und andere Erreger können die Ursache sein. Ebenso eine Verlagerung der Gebärmutter oder Einrisse am Gebärmutterhals. Bei Ausfluß unbedingt gleich den Frauenarzt aufsuchen. Ebenso bei Sturzblutungen.

Die Übungen, die den Körper jugendlich erhalten, dienen nicht nur zur Vorbeugung, sondern erleichtern auch wesentlich die Beschwerden der Wechseljahre. Am sichersten ist es, sich nur mit heißem Wasser und mit einer Babyseife zu waschen. Alle Slipeinlagen, Sprays und andere Düfte sollten unbedingt vermieden werden. Jede übertriebene Waschwut führt zu einer Schwächung des Abwehrmechanismus. Gut ist Wassertreten in der Badewanne vor dem Schlafengehen. Knöchelhoch kaltes Wasser einlassen und so lange darin herumwaten, wie es angenehm ist.

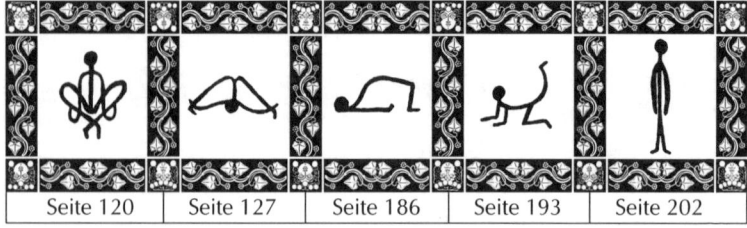

| Seite 120 | Seite 127 | Seite 186 | Seite 193 | Seite 202 |

Fußbeschwerden

Fußbeschwerden werden oft gar nicht wahrgenommen, sind aber zu achtzig Prozent die Ursache einer Verformung der Wirbelsäule. Das gesamte Körpergewicht verteilt sich auf Fußgelenke und das Fußgewölbe, das wie eine Brücke den Fuß stützt. Durch Schwächung der Fußbrücke beginnen sich die Füße langsam zu verformen. Bänder und Muskeln werden gedehnt. Die Folge sind Senk-, Knick-, Spreiz- und Plattfuß, und eine besonders schmerzhafte Verformung ist die Abknickung der Großzehe (bekannt als Hallux valgus).

In jungen Jahren bei gesunden Füßen vorsorgen und es nie zu solchen schmerzhaften Veränderungen kommen lassen ist wohl das Sicherste, um schmerzfrei durchs Leben zu wandern. Barfußgehen so oft nur möglich. Fußbettstärkende Übungen wie vorgeschlagen. Die Füße jeden Abend kühl waschen, manchmal mit Hirschtalg verwöhnen. Nur Schuhe kaufen, die nirgendwo drücken. Bei Druckstellen lieber auf die Schuhe verzichten. Kaum etwas anderes ist so wichtig wie Ihre Füße, denn dort ruht die Sternenkarte ihrer Organe in den Fußreflexzonen. Füße sind zu vergleichen mit der Bereifung eines Autos, nur das muß nicht hundert Jahre lang fahrtüchtig bleiben.

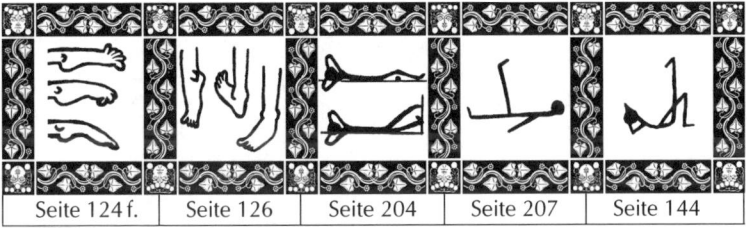

| Seite 124 f. | Seite 126 | Seite 204 | Seite 207 | Seite 144 |

Gewichtsverlust

Bei guter Gesundheit ist ein schlanker Mensch keineswegs als krank zu betrachten. Im Gegenteil: Menschen, die als untergewichtig bezeichnet werden, verfügen oft über eine unerwartete Spannkraft und Lebendigkeit. Gewichtsabnahme ohne jeden ersichtlichen Grund über einen längeren Zeitraum ist jedoch diagnostisch abzuklären. Manchmal verbirgt sich dahinter eine Schilddrüsenüberfunktion oder Darm- und Magenstörungen, die durch seelische Erschütterungen oder unerwarteten Liebesverlust ausgelöst werden.

Häufig kleine Mahlzeiten, die besonders schön für das Auge angerichtet werden. Vitaminreiche Kost, kleine Leckereien. Nüsse, die das Nervensystem beruhigen und aufbauen. Die Übungen verlangen Konzentration, Nervenberuhigung, tiefe Versunkenheit ins eigene Selbst und vollkommene Entspannung für Körper, Geist und Seele. Ganz von selbst reguliert sich das Gewicht, das ganz natürlich in Ihrem Organismus wiederhergestellt wird.

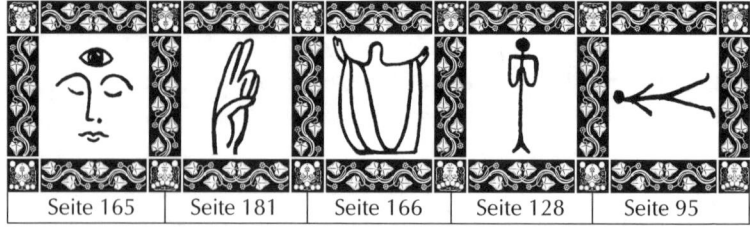

| Seite 165 | Seite 181 | Seite 166 | Seite 128 | Seite 95 |

47   **Gicht**

Meist beginnt Gicht mit Schmerzen im Grundgelenk des großen Zehs. Das Gelenk scheint entzündet, ist geschwollen und gerötet. Aus Angst vor Schmerzen bewegt man sich kaum. Gicht ist eine Wohlstandskrankheit. In Hungerzeiten ist Gicht fast nirgendwo anzutreffen. Harnsäureüberschuß bildet winzige Kristalle, die sich in Gelenken und unter der Haut als Gichtknoten oder im Nierenbecken ablagern. Bei Verdacht auf Gicht vom Arzt Blutuntersuchung machen lassen.

Niemals sollten Sie auf Bewegung ohne Belastung verzichten. Die vorgeschlagenen Übungen sind dafür zusammengestellt und bestens geeignet. Keinen Alkohol, kein Fleisch und keine Wurst, keinen Fisch, keine Hülsenfrüchte, Spinat und Spargel. Wenig Schwarzbrot, getoastetes Weißbrot, Haferflocken, Reis, Teigwaren, Kuchen, Marmeladen, alles Obst, alles Gemüse und Kuchen. Die Samen der Herbstzeitlose enthalten das Alkaloid Colchicum, das bis heute das bewährteste Mittel zur Bekämpfung eines Gichtanfalles ist. Eine tiereiweißlose Ernährung ist, wenn es um Gesundheit geht, jedem zumutbar. Es ist die wichtigste Vorbeugung gegen Gicht. Mindestens täglich zwei Liter Wasser trinken.

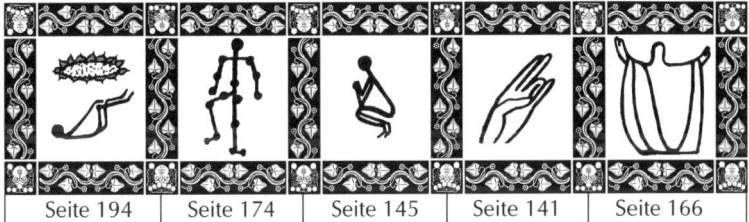

| Seite 194 | Seite 174 | Seite 145 | Seite 141 | Seite 166 |

Haarausfall

Natürlicher Haarausfall kann in jedem Alter auftreten. Da es ansonsten viele Ursachen für Haarausfall gibt (Haargranulome, die beim Aufweichen des Gewebes in die Kopfhaut eindringen; Milben und Pilze; Haarbrechen, das aussieht wie hellgraue winzige Knötchen und das durch zu häufiges Bürsten und Färben entsteht), sollte unbedingt ein Hautarzt zur Klärung der Ursache aufgesucht werden. Auch Abführmittelmißbrauch kann durch den Verlust wichtiger Aufbausalze zu Nagel- und Haarveränderungen führen.

Haar mit sanften Haarwaschmitteln waschen, so oft Sie es gerne tun und das Bedürfnis dazu haben. Nicht zu heiß fönen. Keine Sprays verwenden und nur vom Fachmann bei einem Frisör färben lassen. Eine Kopfpackung mit Rizinusöl und anschließend Haarwäsche. Viel Sonne und Luft. Kalkreiche Nahrung: Milch, Salate, Obst. In der Apotheke ein Präparat aus Vitaminen, Mineralien und Spurenelementen zur Ergänzung. Die vorgeschlagenen Übungen sollten vor dem Schlafengehen gemacht werden. Durch sie wird die Kopfhaut vermehrt durchblutet und ernährt, als Nebeneffekt wird die Gesichtshaut schön und glatt.

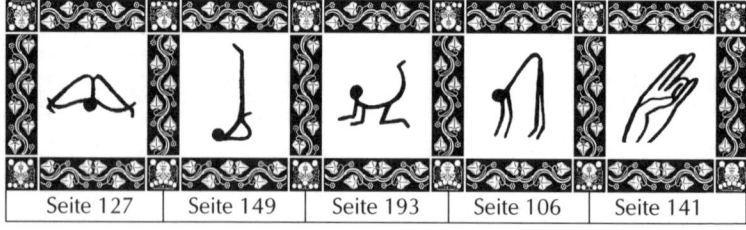

| Seite 127 | Seite 149 | Seite 193 | Seite 106 | Seite 141 |

Hämorrhoiden

Die lokale Erweiterung von Blutgefäßen im inneren Afterbereich nennt man Hämorrhoiden. Ebenso können aber auch kleine Einrisse oder Geschwüre ein drückendes Wundgefühl und ziehende Schmerzen auslösen. Hefepilze finden optimale Lebensbedingungen am Darmausgang und verursachen Ekzeme und lästigen Juckreiz. Erweiterte Venenknoten sind oft sichtbar oder machen sich manchmal hell, manchmal dunkelrot bemerkbar. Bei Blutungen ohne Verzögerung zum Hautarzt. Er wird die Schwachstellen veröden, was ambulant durchgeführt wird und schmerzlos und komplikationslos ist. Unbedingt die Ursachen klären lassen.

Täglich Beckenboden und Muskeln trainieren mit den vorgeschlagenen Übungen, um Muskelspannungen auszuschließen, die Verstopfung fördern. So oft wie möglich Aftermuskel zusammen- und hochziehen. Nie Klopapier verwenden, sondern feuchte Watte, am allerbesten mit kaltem oder kühlem Wasser nach jedem Stuhlgang reinigen. Eventuell mit Bepanthencreme einschmieren.

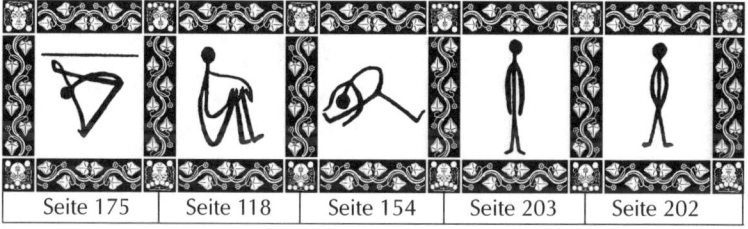

| Seite 175 | Seite 118 | Seite 154 | Seite 203 | Seite 202 |

Haut

Eines der wichtigsten und auch das größte Organ des Menschen ist die Haut. Ihre oberste Schicht besteht aus verhärteten Zellplatten, die ständig abgestoßen werden. Dieser Schutzpanzer aus Horn ist ein ganzes Organsystem mit Tausenden verschiedenartigster Aufgaben. Er reguliert die Körpertemperatur, scheidet flüssigen Schweiß und flüchtige Gase aus. Bildet unter der Einwirkung der Sonnenstrahlen Vitamin D und behütet und beschützt uns vor schädigenden Einwirkungen von außen.

Die Übungen garantieren die Durchblutung aller Hautschichten, was das Aussehen der Haut verbessert, strahlend und rein macht. Nichts ist besser für die Haut, als sich mit kaltem Wasser zu waschen und zu duschen, und zwar ohne Seife – außer man ist wirklich schmutzig. Kaltes Abwaschen regt die Blutzirkulation an und härtet den Körper ab. Tägliches Baden und Duschen mit heißem Wasser, noch dazu mit Seife, schwächt das Organ Haut. Die Haut hat von Natur aus eine hauchdünne Ölung. Entfernt man diese durch Seife, alkoholhaltige Flüssiggels usw., müssen die Hautdrüsen vermehrt arbeiten, um das Gleichgewicht zu erhalten. Körpergeruch beseitigt man am nachhaltigsten, indem man sich kalt abwäscht und nachher trockenfrottiert – *ohne* Seife.

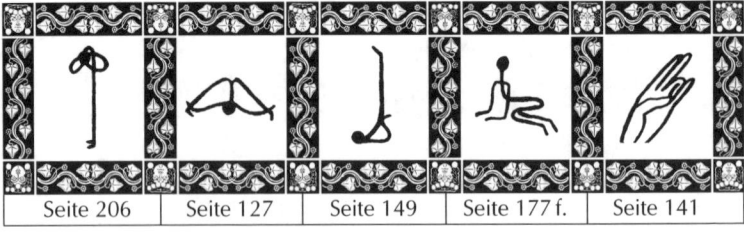

| Seite 206 | Seite 127 | Seite 149 | Seite 177 f. | Seite 141 |

Herzinfarkt

Nie war ich krank, ich konnte mir nicht erklären, woher der Schmerz hinter meinem Brustbein kam, es war so, als hätte ich etwas Kochendheißes auf einmal geschluckt. Übel wurde mir, und plötzlich war ich naßgeschwitzt. Ich rief den Notarzt. Ich hatte einen Infarkt. Dies wäre die Beschreibung eines Herzinfarktes, aber tausend andere sind ebenso möglich. Der Infarkt entsteht durch den Verschluß eines Herzkranzgefäßes. Der Abschnitt des Herzens, der durch dieses Gefäß versorgt wurde, stirbt ab und wird durch ein Narbengewebe ersetzt.

Rauchen erhöht das Risiko eines Infarkts enorm. Durch die Inhalation des Kohlenmonoxids werden mehr als zehn Prozent aller roten Blutkörperchen ihres Sauerstoffes beraubt. Hoher Blutdruck ist jedoch Verursacher Nummer eins. Versuchen Sie, mit möglichst wenig Salz oder mit Kräutersalzen auszukommen, Ihr Normalgewicht zu halten und vor allem sich über gar nichts aufzuregen. Freuen Sie sich an den vorgeschlagenen Übungen, die Sie täglich ausführen sollten, und Sie werden nach einiger Zeit feststellen, daß Sie gelassener durchs Leben gehen. Gelassenheit ist die höchste Form von Unabhängigkeit.

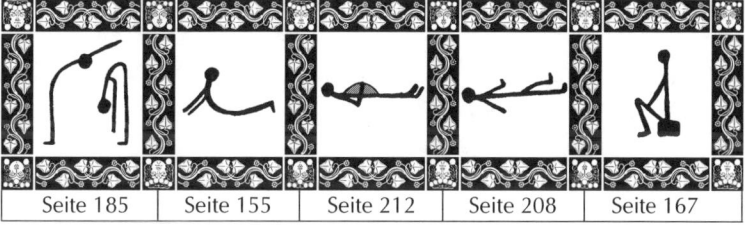

| Seite 185 | Seite 155 | Seite 212 | Seite 208 | Seite 167 |

Herzschwäche

Eine Leistungsschwäche des Herzens macht sich bemerkbar bei Anstrengungen. Man bekommt Atemnot. Ein Belastungs-EKG bei einem Kardiologen schafft am ehesten Klarheit über Herzbeschwerden. Es gibt nervöse Herzbeschwerden, durch Blähungen verursachte Beschwerden, Angina pectoris, erlittenen Herzinfarkt und vieles mehr, das heute sehr gut diagnostiziert und behandelt werden kann. Zeitdruck, Bindungsverluste, Streß, erhöhte Blutfette, Rauchen, hoher Blutdruck, Übergewicht, Zuckerkrankheit und erbliche Belastung sind die Hauptursachen.

Die Übungen erleichtern die Arbeit des Herzens. Das Herz arbeitet ohne Unterbrechung Tag und Nacht. Pumpt in der Minute fünf Liter Blut, dreihundert in der Stunde, einen halben Tanklastzug jeden Tag. Nichts braucht das Herz mehr als eine ausreichende Durchblutung. Wichtigste Regel: sich dazu erziehen, sich über nichts aufzuregen. Täglich und bei jedem Wetter spazierengehen. Täglich leichte Bewegungsübungen für vermehrte Sauerstoffzufuhr. Wichtig: Oft essen, kleine Mahlzeiten zu sich nehmen. Grobes Schwarzbrot, Rohkost und zuviel Süßes meiden wegen der Blähungen.

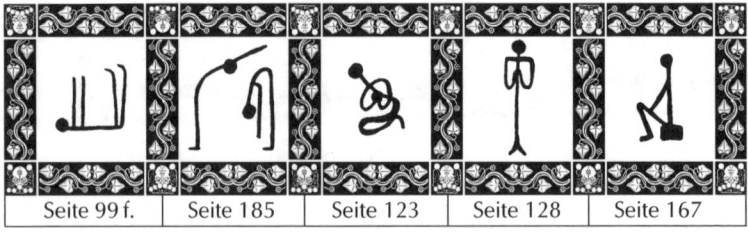

| Seite 99 f. | Seite 185 | Seite 123 | Seite 128 | Seite 167 |

Heuschnupfen

Heuschnupfen oder Heufieber ist eine allergische Überempfindlichkeit gegen die Eiweißkomponente von bestimmten Pollensorten, die während der Blütezeit in die Luft gelangen. Niesattacken mit starker wäßriger Sekretion, Jucken und verlegte Nasengänge, oft auch Asthmaanfälle, sind Begleiterscheinungen.

Mit ausgezeichneten Erfolgen haben Schüler ihren Heuschnupfen mit den vorgeschlagenen Übungen gelindert und besiegt.
Täglich üben, auch dann, wenn gerade keine Beschwerden auftreten.
Achtung: Bei Smog nur auf die Straße, wenn es unbedingt notwendig ist. Besonders leiden Träger von Kontaktlinsen unter allergischen Reaktionen, denn die Linsen schwimmen mit der vermehrten Tränenflüssigkeit davon.

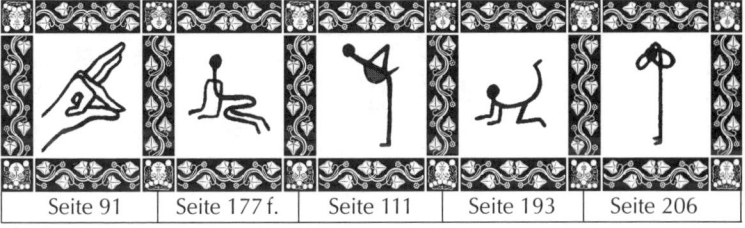

| Seite 91 | Seite 177 f. | Seite 111 | Seite 193 | Seite 206 |

Impotenz

Es ist heute allgemein anerkannt, daß die Ursache sehr vieler Fälle von Impotenz, Frigidität und ähnlichem sexuellen Fehlverhalten in einer mangelhaften Wechselwirkung zwischen Geist und jenen nach schöpferischen Gesetzen funktionierenden Zentren zu suchen ist, die die Physiologie verschiedener innerer und äußerer Geschlechtsorgane beherrschen. Vollkommene Kontrolle über sie ist daher erstrebenswert.

Die Übungen machen es möglich, daß die Aufdringlichkeit der Gedankenbilder von Ängstlichkeit und Unsicherheit in den Hintergrund treten und von uns angeblich nicht zu beherrschende Kräfte wirksam werden. Sie bringen auch Besserung bei Genitalstörungen, wie bei Samenausscheidung ohne geschlechtliche Erregung und weißlichem Scheidenausfluß, sowie bei allen Erkrankungen der Geschlechtsorgane. Versuchen Sie, grobe Nahrung durch leichte Nahrung zu ersetzen. Da die vorgeschlagenen Übungen Ihre Energiereserven sehr beanspruchen, achten Sie besonders darauf, Sie korrekt auszuführen.

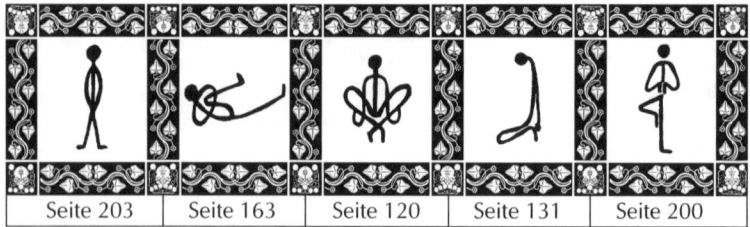

| Seite 203 | Seite 163 | Seite 120 | Seite 131 | Seite 200 |

Kopfschmerzen
(Migräne)

Wetterfühligkeit, nervöse Kopfschmerzen in belastenden Lebenslagen, Ohrenleiden und Nebenhöhleninfektionen, Gehirnerkrankungen und die Disharmonie der Kopfgefäße sind mögliche Ursachen. Verspannungen im Nackenbereich lösen auch Kopfschmerzen aus, die Gehirnhaut ist gespannt. Schlechtes Sehen, Flimmern und Blitze vor den Augen sowie Übelkeit gehen oft einem Migräneanfall voraus. Migräne ist keine Krankheit. Es fegt ein tobender Orkan durch den Kopfbereich, oft als bohrender einseitiger Kopfschmerz.

Besonders die Vorwärtsbeuge, täglich fünfzehn bis dreißig Minuten ausgeführt, hat Schüler von Kopfschmerzen, die über Jahre erfolglos behandelt wurden, befreit. Die Gehirnhaut wird sanft gedehnt, und die ruhige Atmung wirkt sich harmonisierend auf die Kopfgefäße aus. Die Ursache der schmerzhaften Kopfwehanfälle ist nicht ganz geklärt, aber Meditation, Atemübungen und Handstellungen haben wirklich sehr gute Erfolge gebracht, wenn sie täglich ausgeführt werden.

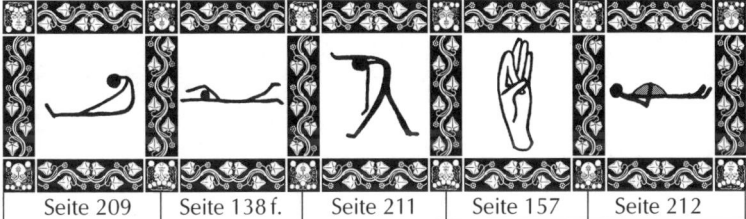

| Seite 209 | Seite 138 f. | Seite 211 | Seite 157 | Seite 212 |

Krampfadern

Krampfadern sind erweiterte Blutgefäße mit zum Herzen führender Strömungsrichtung des Blutes. Durch das Erschlaffen der Venenhaut erweitern sich die Gefäße. Es gibt eine angeborene Bindegewebsschwäche, wobei sich die schlauchähnlichen Gefäße weiten und als bläuliche Schlangenlinien am Bein bemerkbar machen.

Das Allerbeste für gefüllte Venen ist die Bewegung. Täglich die gezeigten Übungen ausführen. Selbst Besenreißer verschwinden nach einigen Wochen bei täglichem Venentraining. Täglich spazierengehen. Bei sehr starken Venengeflechten einen Kompressionsstrumpf tragen. Immer nachprüfen lassen, ob das Fußbett elastisch und gesund ist. Wenn nicht, mit fußstärkenden Übungen die Schwäche der Fußbrücke beheben. Achtung: Venenvorsorge durch vorgeschlagene Übungen unbedingt bei Stehberufen und Übergewicht.

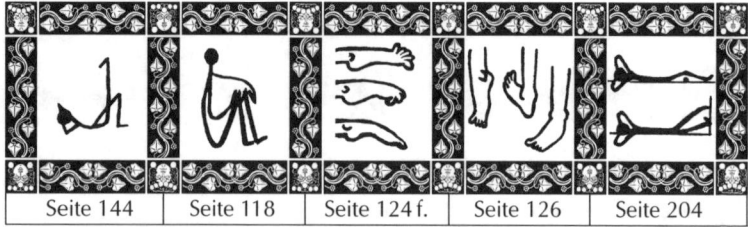

| Seite 144 | Seite 118 | Seite 124 f. | Seite 126 | Seite 204 |

Krebs

Die größte Geißel der Menschheit verdankt ihre Heilerfolge der Früherkennung. Es gibt Fälle, bei denen Menschen diese Todeskrankheit besiegt haben. Sei es durch eine überdosierte Einnahme von Vitamin C, durch Eßgewohnheiten, die jedes tierische Fett ausschließen, durch Suggestion, mit der man seinem Körper hörbar mitteilt, daß die Krankheit aus dem Körper verschwindet, oder einfach durch die willentliche Feststellung: Ich habe keine Zeit für diese Todeskrankheit.

Die vorgeschlagenen Übungen bewirken eine Stärkung und Sensibilisierung des Abwehrsystems. Durch Meditation wird mittels geistiger Kraft dem Körper befohlen, sich selbst zu heilen. Das Gedankenbild der schöpferischen Energie verbrennt mit seinem heilenden weißen Licht das entartete Gewebe. Es ist, als würde der heilende Atem der Schöpfung über die sich schließende Wunde streichen. Die beruhigende Atmung schenkt dem Körper eine so tiefe Ruhe, daß er die Kraft hat, die Krankheit zu besiegen.

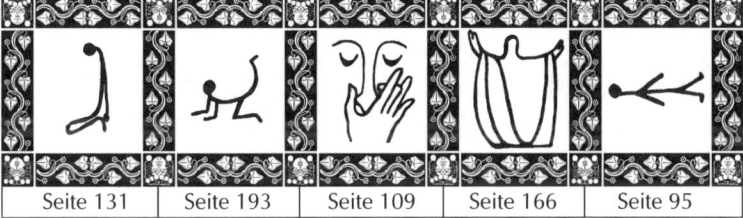

| Seite 131 | Seite 193 | Seite 109 | Seite 166 | Seite 95 |

Kreuzschmerzen

Kreuzschmerzen töten jede Lebensfreude. Ursachen: Fußbettschwäche, Knie- und Hüftgelenksveränderungen, wie in der Hals-, Brust- und Lendenwirbelsäule, und ein arthrotisches Kreuz-Darmbein. Nervöse Spannungszustände entladen sich in übertriebener Gestik, wortreichen übertriebenen Diskussionen und übertriebener sportlicher Betätigung. Der chronische Kreuzschmerz kann auch durch Muskelverspannungen entstehen, die von belastenden Gedankenbildern herrühren. Nicht immer müssen sie einer beschädigten Wirbelsäule zugeschrieben werden.

Täglich die vorgeschlagenen Übungen ausführen. Die Wirbelsäulenmuskulatur muß durch die Übungen gestärkt werden. So wenig wie möglich sitzen. Bergab- und Bergaufgehen verboten. Tennisschuhe mit Fußbett. Langsam spazierengehen, nicht länger als eine Stunde. Nichts übertreiben, nichts überstrecken. Heben, schieben, ziehen von schweren Gegenständen ist verboten.

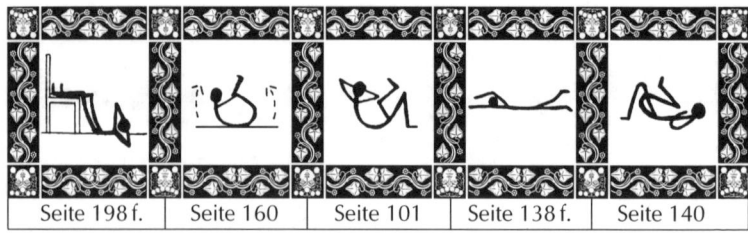

| Seite 198 f. | Seite 160 | Seite 101 | Seite 138 f. | Seite 140 |

Lebenssinn

Heute heißt es nicht, etwas gemeinsam machen, sondern man kommuniziert per Computer, Anrufbeantworter und Internet. Gott ist unmodern. Liebe ist das Ergebnis perfekter Orgasmustechnik. Verantwortung braucht man nicht zu übernehmen, das tut laut Information der aufdringlichen Medien der Staat, der unsere eingebrachten Vermögen verwaltet und in seinem Sinne sozial verteilt. Die angeborene religiöse Lebensbindung bleibt unbefriedigt. Die seelische Geborgenheit an eine Religion gibt es kaum noch, immer mehr Menschen fühlen sich vereinsamt, nirgends zugehörig. Finden ihr Leben ohne Sinn.

Der Sinn des Lebens wäre es, jeden Tag zum glücklichsten seines Lebens zu machen. Im Alleinsein, in der Zweisamkeit, in der Faszination seines Berufes. Im Ersehen und Erfühlen des ewig fließenden Lebensstromes. Ohne Bienen, Hummeln, Regenwürmer gäbe es keine Früchte, wer denkt schon daran. Ohne Atemluft, Wasser und Pflanzen kein Leben. Nichts ist auf der Erde ohne tiefen Sinn. Die Übungen sollen dazu dienen, sich die ersehnten, jedoch unerfüllten Wünsche als Gedankenbilder bewußt zu machen, damit sie sich erfüllen können. Sie schenken Ruhe und ein tiefes Bewußtwerden des eigenen Selbst.

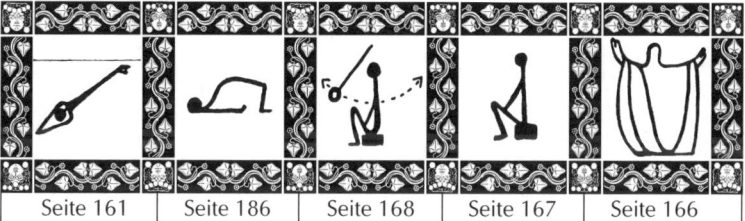

| Seite 161 | Seite 186 | Seite 168 | Seite 167 | Seite 166 |

Lebererkrankungen 60

Es gibt die infektiöse Leberentzündung, die Gelbsucht. Die chronische Leberentzündung und die Fettleber, meist bei übermäßigem Alkoholgenuß. Die Ursache dieser Leiden ist schwer erkennbar. Alle Formen von Lebererkrankungen gehören in die Hand eines Internisten. Die Leber macht Gifte unschädlich, wie sie im Darm, aber auch in jeder Körperzelle gebildet werden. Die Leber ist ein unentbehrliches Organ. Ein Versagen der Leber führt zur Selbstvergiftung. Ohne Leber ist der Mensch nicht lebensfähig.

Jede kleinste Leberzelle stellt ein kleines Laboratorium dar, in dem eine Vielzahl chemischer Umsetzungen stattfinden. Durch die tägliche Durchführung der vorgeschlagenen Übungen und durch eine Nahrungsumstellung kann man das Ausheilen von Lebererkrankungen nachweisbar unterstützen. Haferschleim, Reisbrei, Kartoffelpüree, Kräutertees mit Zwieback, leichte Antiblähkost sind sehr geeignet. Spaziergänge und leichte körperliche Betätigungen unterstützen den Heilungsprozeß.

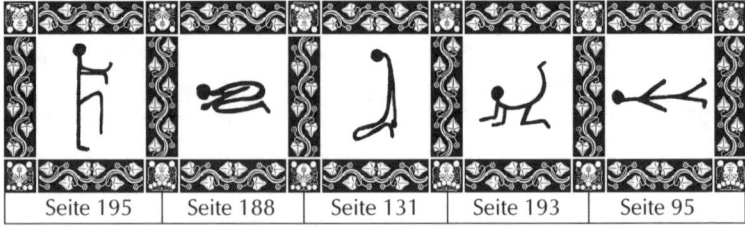

| Seite 195 | Seite 188 | Seite 131 | Seite 193 | Seite 95 |

Lungenerkrankungen

Atem ist Leben. Nicht mehr freien Zugang zu dieser Lebensquelle zu haben schafft Lebensangst und Todesangst. Die Luft besteht aus einem Fünftel Sauerstoff, vier Fünfteln Stickstoff, etwas Kohlendioxid, Edelgasspuren und leider auch aus gasförmigen Abgängen von Fabriken, Hochöfen, Verbrennungsmotoren und anderen Luftverschmutzern.

Nach einer Lungenentzündung und zur Erhaltung einer gesunden Lunge können wir aus Erfahrung die vorgeschlagenen Übungen empfehlen. Sie fördern tiefes Atmen und daß auch in die entlegensten Lungenbläschen Sauerstoff strömt. Der Mund ist für die Atmung ein Notbehelf (z. B. Schwellung der Nasenschleimhäute). Man atmet immer nur durch die Nase. In der Nase wird die Atemluft so gründlich erwärmt, daß sie fast Körpertemperatur erreicht hat, wenn sie zur Luftröhre absteigt. Sie wird befeuchtet, da Tränenflüssigkeit in die Nase hinuntersickert. Flimmerhärchen befördern unerwünschte Teilchen zurück.

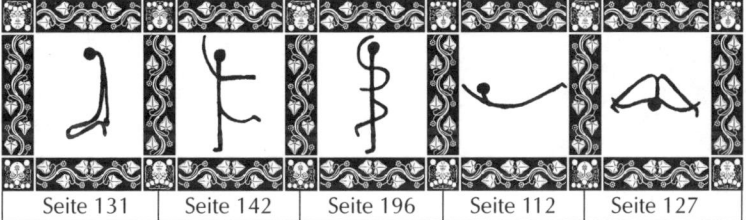

| Seite 131 | Seite 142 | Seite 196 | Seite 112 | Seite 127 |

Magenbeschwerden

Das Magengeschwür ist eine kleine Wunde auf der Magenschleimhaut. Druckgefühl, Magenschmerzen, Nüchternschmerz sind die Folge. Zur Unterstützung der ärztlichen Behandlung ist ein Ruhigwerden in den Tiefen des menschlichen Wesens das unumgängliche und wirksamste Heilmittel. Der gesamte Verdauungsweg von den Lippen bis zum Ausgang des Darmes ist fast zehn Meter lang, also fast sechsmal länger als der Körper des Menschen. Der Mensch ist ein Allesfresser. Und der Mensch ist so stark wie sein Magen, sagt man. Der Magen faßt zwei Liter Nahrungsmenge. Das Eßvergnügen kann für den Menschen ebenso zur Sucht führen wie Alkohol, Nikotin oder andere Suchtgifte.

Alle Übungen lösen und lockern Verspannungen und Spannungen im Bereich des Magennervengeflechts. Sie helfen, den Geist zu beruhigen und schöne Gedankenbilder aufzubauen. Ein Glas Rohkartoffelsaft einmal am Tag vor der Hauptmahlzeit wirkt heilsam auf die Schleimhäute. Öfters kleine Mahlzeiten zu sich nehmen. Anis, Kümmel, Fenchel mischen, einen Teelöffel auf eine Tasse aufkochen und in kleinen Schlucken trinken.

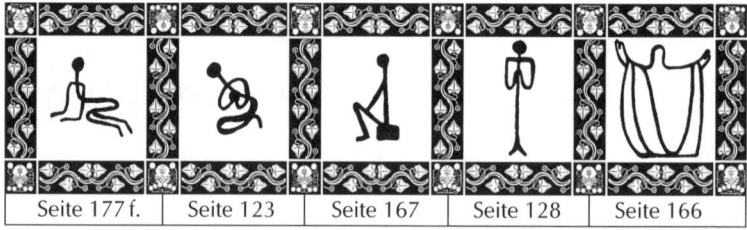

| Seite 177 f. | Seite 123 | Seite 167 | Seite 128 | Seite 166 |

Mandelentzündung

Hals- und Schluckschmerzen sind meist die Anzeigen einer Mandelentzündung. Die Körpertemperatur gibt darüber Auskunft, ob es sich um eine fieberhafte Mandelentzündung oder eine leichte Entzündung des Rachens handelt. Es gibt eine angeborene Vergrößerung oder Schwellung des Gaumenmandelgewebes. Gelbweiße Pfröpfchen sind in den Gaumenmandeln zu sehen und verbreiten einen äußerst unangenehmen Mundgeruch.

Viele Schüler sind die übelriechenden Pfröpfchen, die chronisch entzündeten Gaumenmandeln losgeworden, indem sie täglich ihre Zunge morgens nüchtern abgeschabt und ihre Yoga-Übungen gemacht haben. Einigen ist auch die vorgesehene Mandeloperation erspart geblieben. Bei entfernten Mandeln gibt es oft eine Seitenstrangentzündung, ebenso häufiges Austrocknen der Nase, Druckgefühl im Hals und Nacken, Husten und Räuspern. Die Übungen beenden die Neigung zu Erkältungskrankheiten und die genannten lästigen Beschwerden. Drei Tassen Salbeitee täglich in kleinen Schlucken. Ein Teelöffel auf eine Tasse mit kochendem Wasser überbrühen, zehn Minuten zugedeckt ziehen lassen.

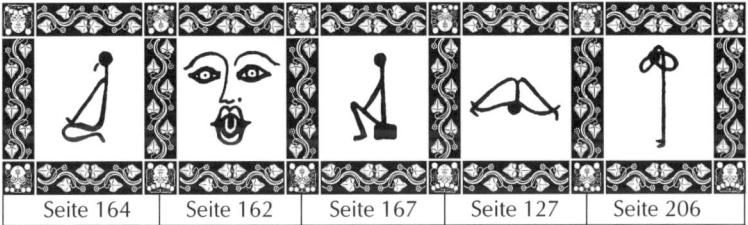

| Seite 164 | Seite 162 | Seite 167 | Seite 127 | Seite 206 |

Müdigkeit

Nach schwerer geistiger und körperlicher Anstrengung ist Müdigkeit etwas Angenehmes. Man sollte es genießen, sich auszuruhen. Es ist die gewollte Folge von Belastung und Ruhe. Es gibt auch chronische Müdigkeit und Erschöpfung, die ein organisches Leiden ankündigen könnte. Sei es ein niedriger Blutdruck, eine nervöse Kreislaufstörung oder verbirgt sich dahinter eine seelische Lebenskrise, deren Gedankenbilder einen Menschen zur Erschöpfung und Gleichgültigkeit treiben?

Die gezeigten Yoga-Übungen erwecken alle in uns schlummernden aktiven Kräfte und geben dem Körper Ausdauer, Energie und unermüdlichen Bewegungsdrang. Niemals jedoch einen Erschöpfungszustand herbeiführen. Keine warmen Bäder und Duschen. Nur kühl, besser noch kalt waschen. Keine Wechselbäder, nie zuviel bei einer Mahlzeit essen. Ein Schluck guter Cognac oder etwas Süßes belebt die Lebensgeister. Nur in Wärme, viel Licht und heiteren Farben leben. Etwas tun, das Begeisterung weckt. Sich über das Erwachen der schlummernden Lebensgeister von Herzen freuen und weiterhin die Übungen machen.

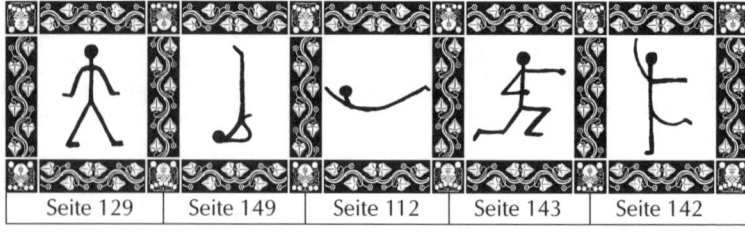

| Seite 129 | Seite 149 | Seite 112 | Seite 143 | Seite 142 |

Nervensystem

Das zentrale Nervensystem, zusammengesetzt aus Gehirn, Rückenmark und Nerven, regelt die Beziehungen des Menschen zur Außenwelt. Das Reagieren auf Außenreize, das Zusammenziehen der Skelettmuskeln, Lageveränderungen des Körpers, der Kontakt zu anderen Menschen durch Sprechen, Hören und Fühlen sind seine Leistungen. Das selbständige Nervensystem regelt die Organfunktionen Verdauung, Stoffwechsel, Kreislauf, Drüsensekretion, Ausscheidung. Die zwei miteinander verflochtenen Nervensysteme garantieren das einwandfreie Funktionieren der „Maschine Mensch".

Die vorgeschlagenen Yoga-Übungen versuchen, die Funktionen des selbständigen Nervensystems inklusive der Rückenmarksnerven mit einzubeziehen. Die Übungen regen einerseits das selbständige Nervensystem an und aktivieren andererseits einige willkürliche Muskelnerven, was das ganze System in Einklang bringt. So kommt der eng verzahnte Nervenapparat allmählich unter die Kontrolle des Willens. Täglich üben ist das Geheimnis, bis ins hohe Alter gesund und jugendlich zu bleiben.

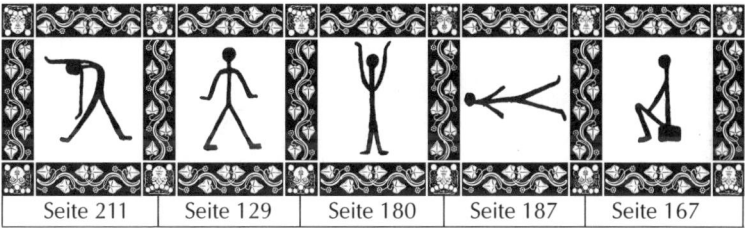

| Seite 211 | Seite 129 | Seite 180 | Seite 187 | Seite 167 |

Neurose

Manche Menschen haben die Neigung, seelische Erlebnisse abnorm und krankhaft zu verarbeiten, was zu einer dauernden körperlichen und seelischen Erkrankung der Gesamtpersönlichkeit führt. Mehr als dreißig Prozent der Kranken im Wartezimmer eines Arztes gehörten zu einem Psychotherapeuten. Noch in keinem Jahrhundert waren die Konflikte so unlösbar für das Unbewußte wie in unserer Zeit. Wie unerledigte Akten liegen die ungelösten Eltern-Kind-Beziehungen, das Erleben einer neurotischen Ehe, mangelndes Geborgenheitsgefühl usw. im Unbewußten der Betroffenen und spielen schmerzhaft in die körperliche Sphäre hinein. Funktionelle Kreislaufstörungen, Kopfschmerzen, Impotenz, vegetative Dystonie sind die Folge.

Der Arzt wird durch Dämpfungsmittel oder Stimmungsaufheller die schmerzhaften Symptome überdecken, eine wirklich dauerhafte Heilung verspricht dies nicht. Schüler haben gute Erfolge mit den vorgeschlagenen Übungen. Sie verändern die Sichtweise und Bewertung der belastenden Lebensumstände. Mehr Lebensmut, weniger Beachtung der Umwelt, die Schmerz bereitet, mehr Selbstbewußtsein und bessere Nerven sind der Lohn von täglich ausgeführten Übungen, von denen man die heraussucht, die einem selbst erfolgversprechend erscheinen.

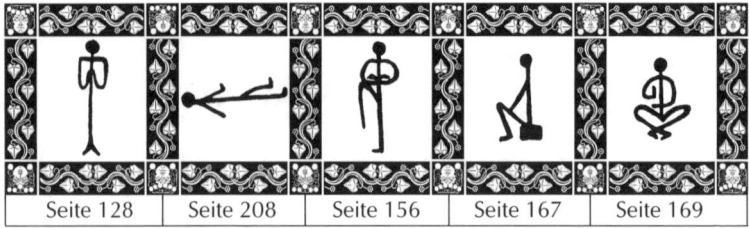

| Seite 128 | Seite 208 | Seite 156 | Seite 167 | Seite 169 |

Nierenerkrankungen

Herdinfektionen, meist bakterielle Entzündungen der oberen Luftwege, sind oft Ursache einer akuten Nierenentzündung. Betroffen sind meist jugendliche Organismen. Leichtes Fieber, schnelle Erschöpfbarkeit, Atemnot bei kleinen Anstrengungen, Kopfschmerzen und Spannungsgefühl im Gesicht sind die Folge. Das Ausscheiden der Harnmenge wird weniger. Schwellungen können an den Gliedmaßen und im Gesicht auftreten. Blutbeimengungen im Urin können auftreten. Unbedingt zur Untersuchung einen Urologen aufsuchen. Bei chronischer Nierenentzündung hat der Betroffene eine strohgelbe Hautfarbe und eine leichte Schwellung der Augenlider. Weitere Nierenerkrankungen sind Nierenstein und Nierengrieß.

Die vorgeschlagenen Übungen bringen manchmal Erleichterung bei Nierensteinen, die, wenn sie klein sind, ausgeschieden werden können. Neutrale Getränke trinken: Schwarztee, Kräutertee, Wasser, Birkenblättertee. Immer ein Teelöffel auf eine Tasse. Zehn Minuten zugedeckt ziehen lassen. Drei Tassen am Tag schluckweise trinken.

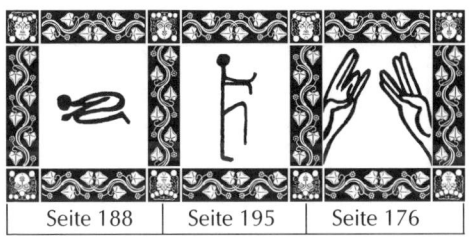

| Seite 188 | Seite 195 | Seite 176 |

Ohrgeräusche

Das Ohr ist wie ein Telefonhörer, dessen Membran das Trommelfell ist, das Schallschwingungen aufnimmt, die von der Schnecke im Ohr in elektrische Energie verwandelt wird, die wiederum ins Gehirn geleitet wird. Lästiges Rauschen, Summen, Pfeifen etc. ängstigen den Betroffenen. Zur Klärung immer einen Hals-Nasen-Ohren-Arzt aufsuchen. Meist spielen die Nerven uns diesen Musikstreich. Nervöse Grundstörungen, bei älteren Menschen Verschleiß im Gefäßsystem, spielen eine Rolle. Der Kopf dient als Resonanzboden für diese Kopfmusik. Kein Grund, sich krank zu fühlen, sondern ein Grund, sich vorzustellen, wie es eines Tages vorbei ist.

Die Übungen scheinen durch vermehrte Blutzufuhr geschädigter Körperbezirke die Beschwerden zu lindern und zu heilen. Grundsätzlich keine laute Umgebung suchen. Handstellungen bringen oft die ersehnte Ruhe im lästigen Ohrkonzert. Mit dem heutigen Geräuschpegel kann kein Trommelfell mehr auskommen. Nie einem Kind Ohrfeigen geben. Immer die Nasengänge freihalten. Das Ohr ist nur für die Geräusche der Natur gerüstet – abgesehen von Gewittern und Vulkanausbrüchen. Das Ohr ist dem wellenförmigen Schall schutzlos ausgeliefert. Schützen Sie Ihr Ohr, wo immer Sie können.

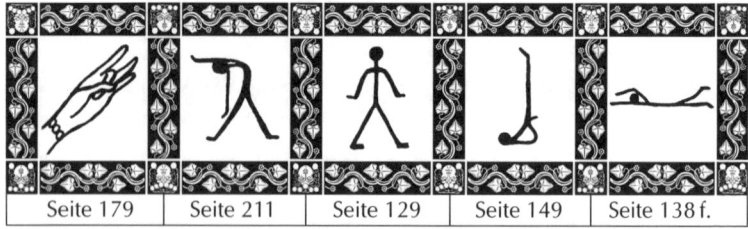

| Seite 179 | Seite 211 | Seite 129 | Seite 149 | Seite 138 f. |

Osteoporose

Ungenügende Bildung von Knochensubstanz läßt das Knochensystem porös werden. Schmerzen im Rücken und in den Beinen werden oft mit Rheuma verwechselt, beruhen aber meist auf einer verformten Wirbelsäule. Wenn die Wirbelsäule bereits einen Buckel gebildet hat und der Betroffene kleiner geworden ist, kann man nur sehr schwer etwas an der Ursache der Schmerzen ändern. Es gibt nur eines, um die Knochensubstanz zu erhalten: Das ist die vorzeitige Vorsorge durch tägliche Bewegung ohne Belastung. Die Nahrungsgewohnheiten bis zum zwölften Lebensjahr sind mitbestimmend für die Festigkeit der Knochensubstanz.

Es gibt Fälle, in denen unsere Schüler nach sechs bis acht Wochen durch eine Röntgenaufnahme bestätigt bekamen, daß sich die Knochensubstanz verdichtet hat durch die ausgeführten Übungen. Knochen enthalten lebende Zellen, die von winzigen Blutgefäßen versorgt werden. Knochen heilen sich von selbst durch Knochensubstanz. Bewegung und ständige Be- und Entlastung sind die Voraussetzung, damit Knorpel, Bandscheiben, Knochen ausreichend ernährt werden. Auch bei vorhandener Osteoporose täglich vorgeschlagene Übungen ausführen, da sie das Knochengewebe festigen.

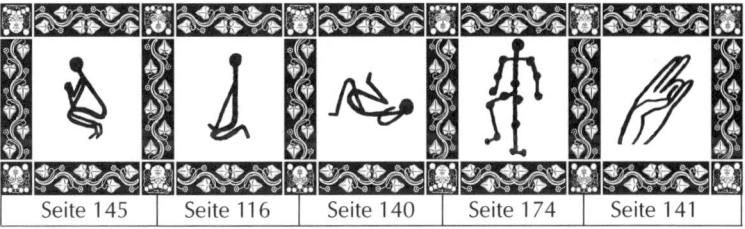

| Seite 145 | Seite 116 | Seite 140 | Seite 174 | Seite 141 |

Prostata

Die männliche Blasenröhre wird von der Vorsteherdrüse umschlossen. Die Prostata dient mit ihrem bewegungsauslösenden Sekret den Zeugungsorganen. Häufiges Wasserlassen, verzögerter Beginn des schwachen Harnstrahls, Nachträufeln und nächtliche Erektionen sowie Kreuzschmerzen, ziehende Schmerzen in den Hoden und Leisten sollten Anlaß sein, einen Urologen aufzusuchen. Eine gefährliche Prostataerkrankung absolut sicher ausschließen kann nur die Stanzbiopsie, die Gewebeentnahme zur histologischen Untersuchung.

Wichtig ist eine salzarme und gewürzarme Kost. Keine Fertiggerichte. Kürbiskerne knabbern. Bewährt hat sich der Weidenröschentee. Täglich dreimal eine Tasse, abends kalt ansetzen, morgens aufkochen. Zugedeckt zehn Minuten ziehen lassen. Die vorgeschlagenen Übungen täglich ausführen, sie beleben das Beckenzentrum, die Schließmuskeln der Harn- und Geschlechtswege. Nur durch Übung ist es möglich, Kontrolle über die Schließmuskeln zu gewinnen und sie unter die Herrschaft des Willens zu bringen.

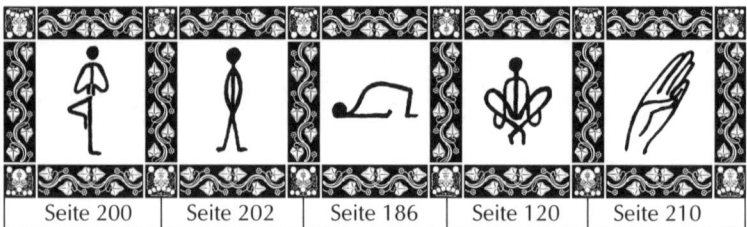

| Seite 200 | Seite 202 | Seite 186 | Seite 120 | Seite 210 |

Reizblase

Oft lassen sich vom Arzt keine entzündlichen oder organischen Veränderungen an der Blase feststellen, trotzdem besteht ein zu häufiger Harndrang. Man nimmt an, daß diese Beschwerden einer nervösvegetativen Fehlsteuerung zugeordnet werden können. Es kommt auch nach dem Harnlassen zum Nachträufeln, oder beim Springen, heftigen Husten und Niesen lösen sich Harntröpfchen aus der Harnröhre.

Durch das tägliche Training wird das erschlaffte Gewebe durch das Entlasten und Belasten gezwungen, sich wieder zu festigen. Auch die seelische Unausgeglichenheit kann besänftigt und beruhigt werden, wenn Sie die aktive Veränderung des Körpergewebes wahrnehmen. Hilfreich ist Johanniskraut- und Weidenröschentee. Dreimal eine Tasse pro Tag trinken (ein Teelöffel pro Tasse, zehn Minuten zugedeckt ziehen lassen).

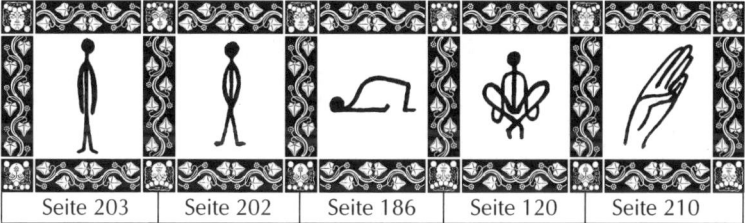

| Seite 203 | Seite 202 | Seite 186 | Seite 120 | Seite 210 |

Rheumatische Erkrankungen der Wirbelsäule

Wirbelsäulenentzündung wird auch Spondylitis genannt. Fersenschmerzen, Reizerscheinungen in den Beinen, aber auch eine Darmerkrankung oder eine Regenbogenhautentzündung der Augen können Symptome sein. Wenn sich Schmerzen im Rücken oder in den Schultern konzentrieren, zeigt das Röntgenbild Veränderungen an der Wirbelsäule. Die Wirbelsäule verknöchert, die Bandscheiben verkalken und werden mit den Wirbeln direkt verlötet. Die Versteifung beginnt meist im Lendenwirbelbereich und schreitet über die Brust- zur Halswirbelsäule fort. Völlige Verknöcherung tritt ganz selten ein.

Wieder sind es allein Bewegungsübungen, die als einzige Maßnahme das Fortschreiten der Krankheit bremsen können. Völlige Krümmung des Rückens, die den Menschen nach vorne und unten beugen, ist dadurch vermeidbar. Jeder kann sich nur selbst helfen. Ruhigstellung kommt rasch fortschreitender Versteifung gleich. Nichts, aber auch gar nichts kann die Bewegungsübungen, die täglich ausgeführt werden müssen, ersetzen. Badekuren niemals ohne ärztlichen Rat unternehmen.

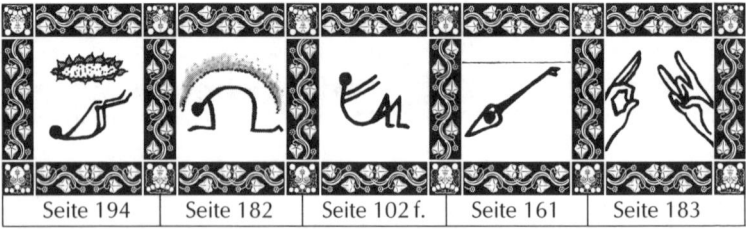

| Seite 194 | Seite 182 | Seite 102 f. | Seite 161 | Seite 183 |

Schilddrüse

Unterhalb des Kehlkopfes liegt wie ein Schmetterling mit ausgebreiteten Flügeln die Schilddrüse. Vergrößert sie sich, spricht man von einem Kropf. Bei Schlafstörungen, Gewichtsabnahme, leichtem Schwitzen, Herzklopfen und glänzenden hervorstehenden Augen kann es sich um eine Überfunktion der Schilddrüse handeln. Verdickte kissenartig geschwollene Haut, blaß und kühl, kann ein Zeichen von Unterfunktion sein, ebenso Gelenkschmerzen an Hüften und Knien. Keine Selbstdiagnose stellen.

Die Schilddrüse gehört wie die Eierstöcke, Hoden, Nebennieren zu den Drüsen, die in kleinsten Mengen Wirkstoffe in das Blut abgeben, die für den Ablauf körperlicher Funktionen verantwortlich sind. Das Schilddrüsenhormon greift aktivierend in den Zellstoffwechsel ein und erhöht die Aktionsbereitschaft.

Auch ein schöner strahlender kreativer und ausgeglichener Mensch kann nichts Besseres tun, um sich diesen jugendlichen Zustand zu erhalten, als daß er bis ins hohe Alter die vorgeschlagenen Übungen ausführt, die regulierend auf die Schilddrüse wirken.

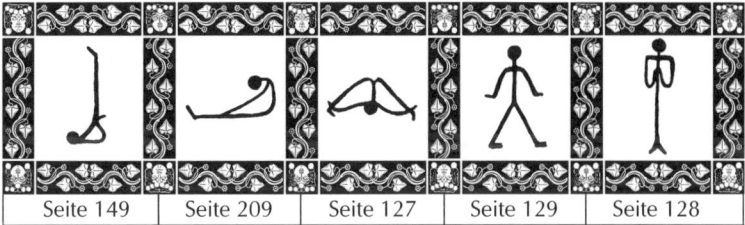

| Seite 149 | Seite 209 | Seite 127 | Seite 129 | Seite 128 |

Schlafstörungen

Schlafstörungen entstehen durch seelische Überbelastung. Der Mensch findet keinen Schlaf durch innere Rastlosigkeit, Überbelastung im Berufsleben oder im Familienkreis. Auch die Wechseljahre bei Mann und Frau spielen eine große Rolle. Hitzewallungen, Kribbeln in den Beinen, Herzklopfen, übermäßiges Schwitzen und Ziehen in den verspannten Unterleibsregionen stören den Schlaf.

Durch schreckliche Ereignisse, die vom Unbewußten eines Menschen nicht verarbeitet werden, kann es zu langandauernden Schlafstörungen kommen. Vor dem Schlafengehen mindestens drei Stunden vorher nichts essen, Kaffee, Nikotin und scharfe Getränke meiden. Keine grauenerregenden Filme ansehen und unbedingt vor dem Schlafengehen belastende Gespräche und Aufregungen meiden. Wählen Sie sich eine der vorgeschlagenen Übungen aus, und benützen Sie diese Übung wie eine Schlafmedizin. Schlaftabletten machen leider den nächsten Tag zu einem noch niederdrückenderen als den vorangegangenen.

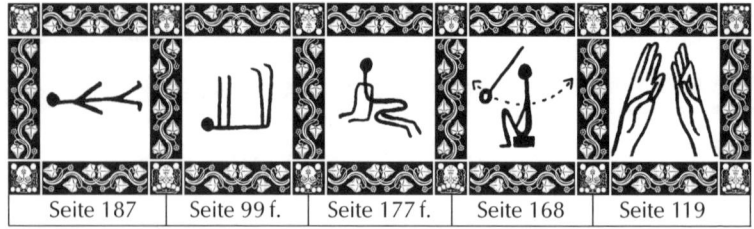

| Seite 187 | Seite 99 f. | Seite 177 f. | Seite 168 | Seite 119 |

Schwangerschaft

Während der Schwangerschaft sehen Frauen besonders schön aus, weil ihnen das Glück der Freude aus den Augen leuchtet. Eine Schwangerschaft ist etwas ganz Natürliches, so daß ihr keinesfalls zuviel Wichtigkeit beigemessen werden soll. Sie ist auch keine Krankheit, wie manche zu glauben scheinen und der Sache zuviel Aufmerksamkeit schenken.

Die Übungen bewirken, daß die Milch früher einschießt, die Mutterbänder gestärkt werden und der Muttermund sich leichter öffnet. Um eine leichte schnelle Geburt zu gewährleisten, sollten die vorgeschlagenen Übungen täglich gemacht werden. Bauch täglich eincremen als Vorsorge gegen Schwangerschaftsstreifen. Keine Abführmittel, kein Nikotin, am besten viel gute Laune verbreiten. Die Yoga-Übungen kann man übrigens alle machen, außer jenen, wo das Bäuchlein bereits stört. Öfter kleine Mahlzeiten zu sich nehmen. Täglich Spazierengehen bei Sonne und Wind.

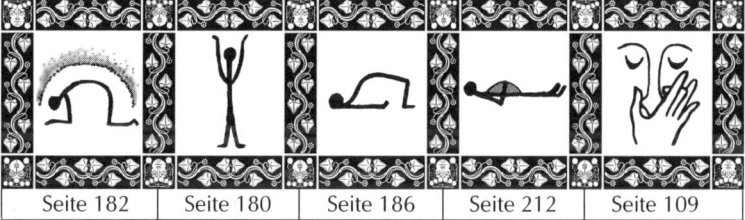

Streß 76

Probleme im Beruf, Lebenskrisen wie Scheidung, Geldmangel, zu enges Zusammenleben in großen Städten, aber auch Ferien, eine Liebesbeziehung, ja selbst eine Beförderung kann Streß bedeuten. Streß ist ein organischer Teil des Lebens und kann nicht vermieden werden. Streß ist wie der elektrische Strom des Körperfahrzeugs. Wird der Strom zu stark, brennen die Sicherungen im Lebensmotor durch und als Folge entsteht eine Herzkrankheit, ein Magengeschwür oder ein Nervenzusammenbruch. Bei jedem trifft es die schwächste Sicherung zuerst. Beschleunigte Atmung, Durchfall, Herzrhythmusstörungen sind ernstzunehmende Anzeichen dafür.

Die Übungen sollen verhindern, daß krankmachender Streß vom Menschen selbst erzeugt wird. Über Nervenbahnen zum Gehirn, völligem Sich-Fallenlassen, bewußt gewollter Entspannung, Ernährung der Bandscheiben- und Wirbelsäulenregionen und tiefem Versunkensein in die Regionen des Herzgeflechts wirken die Übungen auf das Unbewußte ein und verhindern den Überschuß an Streßhormonen. Sichtbar wird die Wirkung an einer tieferen Stimmlage, ruhigeren Bewegungen der Hände und der Ausstrahlung von Gelassenheit.

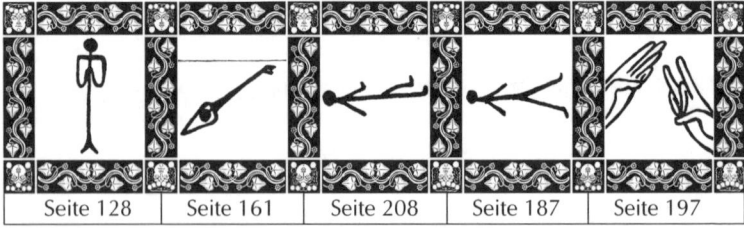

| Seite 128 | Seite 161 | Seite 208 | Seite 187 | Seite 197 |

Übergewicht

Der Mensch ist, was er ißt, verkündet ein Sprichwort. Sicherlich beeinflussen Menge und Beschaffenheit unserer Nahrung unser Wohlbefinden. Eines ist sicher, daß ein großes Übergewicht mit dem dazu passenden Flüssigkeitsgehalt Herz und Kreislauf überbelastet. Abnehmen ist sicherlich sinnvoll bei Leistungsschwäche des Herzens, bei erhöhtem Blutdruck, bei Gelenkrheumatismus, wo jedes Kilogramm belastet, ebenso bei Krampfadern.

Wir haben eine Erfahrung gemacht: Alle Diäten sind eigentlich umsonst. Schon bald stellte sich das ursprüngliche Gewicht wieder ein, genauso wie die Eßgewohnheiten. Wir raten: Alle Nahrung, die nach 17 Uhr gegessen wird, kostet Geld. Für jeden Bissen zahlt man ab 17 Uhr einen bestimmten Betrag in eine Kasse, die man nach einem Jahr verschenkt. Ab 17 Uhr gibt es nur Tee ohne Zucker. Durch die vorgeschlagenen Übungen werden die Verdauungsorgane gekräftigt, was mit dem Fasten ab 17 Uhr den schlaffen Körper wieder straff und schlank macht.

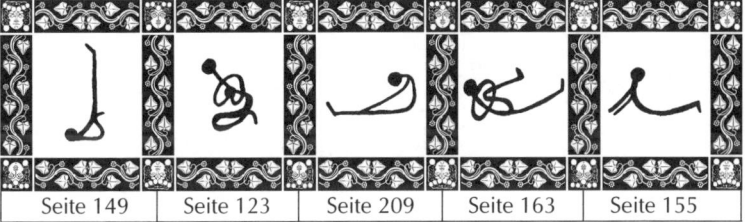

| Seite 149 | Seite 123 | Seite 209 | Seite 163 | Seite 155 |

Vegetative Dystonie 78

Unter diesem Namen verbergen sich unvorstellbar viele Beschwerden, deren Verursacher das Nervensystem ist. Es ist eine Fehlregulation zweier miteinander verflochtener Systeme, die für das einwandfreie Funktionieren der „Maschine Mensch" verantwortlich sind: die Umweltnerven, die das Zusammenziehen der Skelettmuskeln, den Kontakt zu anderen durch Sprechen, Hören und Fühlen bewirken, und das Lebensnervensystem, das die Organfunktionen, Verdauung, Stoffwechsel, Drüsensekretion und Ausscheidung regelt. Symptome sind Kreislaufstörungen, Erschöpfung, hormonelle Regulationsstörungen, Nervenzusammenbruch, Schlafstörungen, Stimmungsschwankungen, leichtes Schwitzen, Kältegefühle, Hitzegefühle, Angst, Schwindel, Unsicherheit.

Die Übungen helfen Ihnen, sich von den Gedankenbildern zu befreien, die Ihren Körper scheinbar krank machen.
Darüber hinaus ist es auch sinnvoll, Beruhigungstabletten stets erreichbar um Ihren Hals zu tragen, da allein die Gewißheit, solche bei sich zu haben, ausreicht, um sie nicht zu benötigen.

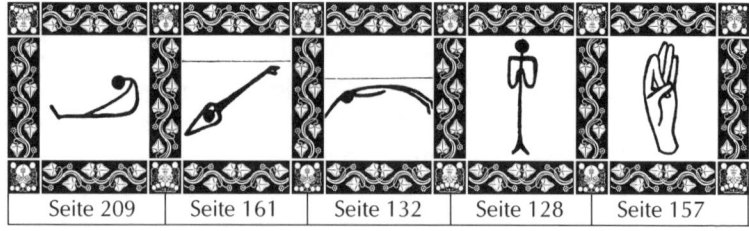

| Seite 209 | Seite 161 | Seite 132 | Seite 128 | Seite 157 |

Wadenkrämpfe

Über nächtliche Wadenkrämpfe ist schon oft gerätselt worden. Überbelastung der Wadenmuskulatur? Krampfadern? Fußdeformationen? Magnesium- oder Kaliziummangel? Mineralmangel im Gewebe erhöht die Krampfbereitschaft der muskulären Organe. Genaues weiß man nicht. Es ist eine körperliche Beschwerde, die wie vieles aus dem Nervensystem heraus entsteht. Wie Einschlafen der Arme, Nackenschmerz und Rückenschmerzen ist auch dieses Beschwerdebild mit dem Bedürfnis verbunden, Unerledigtes und Ungelebtes zu erledigen. Ein von innen kommender Angriff entlädt sich wie ein Gewitter in der körperlichen Muskulatur. Wadenkrämpfe können ein Leitsymptom einer depressiver Persönlichkeitsstruktur sein.

Die Übungen sorgen dafür, daß die Bereitschaft zu Krämpfen nachläßt. Auch die ziehenden Schmerzen in den Beinen können gelindert werden.
Spazierengehen, Wandern und Radfahren fördern die Durchblutung der Beine. Trockenbürsten des Körpers und im besonderen der Beine hilft ebenso. Pflegen Sie Ihre Füße, denn sie sind die Sternenkarten unserer 365 Körpermeridiane. Viel barfuß gehen. Jeden Tag zwei Bananen essen, am besten mit süßer oder saurer Milch als Mixgetränk. Fußbett stärken. Versuchen Sie, alles ganz bewußt gelassen zu ertragen und anzunehmen.

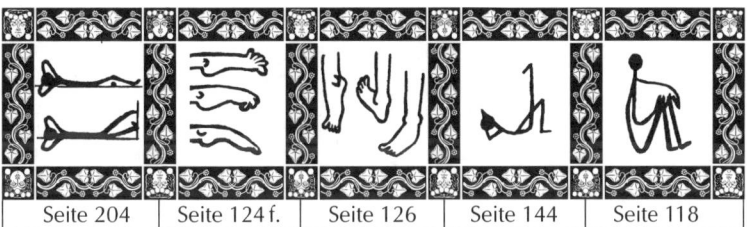

| Seite 204 | Seite 124 f. | Seite 126 | Seite 144 | Seite 118 |

Wechseljahre

Durch Jahre hindurch vermindert sich die Östrogenproduktion, und die Eierstöcke werden trocken. Alle Hormondrüsen möchten den alten Zustand erhalten und spielen verrückt. Im Premiärenalter zwickt jeden Tag etwas Neues. Hitzewallungen, Schweißausbrüche, Herzklopfen, Schwindel, Wasseransammlungen, Ohrensausen und Gelenkschmerzen. Nicht alle Frauen haben die Beschwerden gleichermaßen. Eines ist jedoch sicher: Jede Frau beschäftigt sich zu intensiv mit diesem ganz natürlichen Vorgang, und Milliarden werden mit den Wechseljahren der Frau verdient, ohne daß sich allzuviel ändert. Seit Bestehen der Menschen ist keine Frau daran gestorben.

Als Frau muß man dankbar sein für die Wechseljahre. Es muß etwas wie ein Energiesparprogramm sein, denn wir Frauen werden auf der ganzen Welt um acht Jahre älter als die Männer. Es ist besser, nicht darüber zu reden, wenn die Periode aufhört. Erklären Sie, daß Sie sich so jung fühlen wie immer. Das Gejammer hilft erstens nichts und zweitens werden die Wechseljahre gleichgesetzt mit Altwerden. Machen Sie jeden Tag die vorgeschlagenen Übungen. Sorgen Sie für eine schicke Frisur, einen schlanken Körper, eine gerade Haltung, einen jugendlichen Gang. Hat sich durch Ihre eigene Schuld ein Witwenbuckel gebildet, dann tun Sie alles, um ihn schnell loszuwerden.
Durch die Übungen kann der Körper organisch zehn Jahre jünger erhalten werden als er ist – nachweisbar durch meine Schüler.

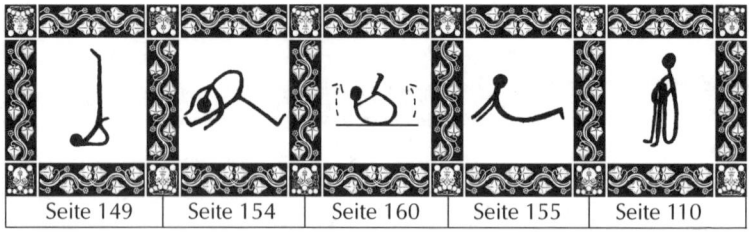

| Seite 149 | Seite 154 | Seite 160 | Seite 155 | Seite 110 |

Weichteilrheumatismus
(Schulter)

Oft wird schon eine Erkältung, ein sogenannter Muskelspann, als Rheumatismus bezeichnet. Das ist nicht richtig, solche Schmerzen nach ungewohnten sportlichen Leistungen oder Unterkühlung sind in der Regel nur ein Symptom einer Anhäufung saurer Stoffwechselprodukte. Die Nerven registrieren Übersäuerung und melden das mit einem Schmerzsignal in das zentrale Nervensystem. Schmerzpunkte können als Verhärtungen abgetastet werden. Typisch für den Kältereiz der Muskelfasern ist die sogenannte Autofahrerschulter. Akute Schultersteife besteht, wenn man den betroffenen Arm nicht seitlich vom Körper abheben kann. Es handelt sich dann um eine Erkrankung der Schultersehnen.

Nicht warme Umschläge, sondern ein Eisbeutel bringt Erleichterung. Ärztliche Diagnose unbedingt notwendig, damit nicht Verwachsungen das Schultergelenk blockieren. Ansonsten ist Weichteilrheumatismus sehr schmerzhaft, aber meist ziemlich harmlos. Die vorgeschlagenen Übungen regelmäßig vor dem Schlafengehen ausführen. Niemals über die Schmerzgrenze gehen. Zur Linderung bei Schmerzen sind immer wieder Übungen für die Halswirbelsäule oder den Brustkorb wohltuend und schmerzbefreiend, da dort oft die Ursache der Schultersteife nach alten Verletzungen zu finden ist.

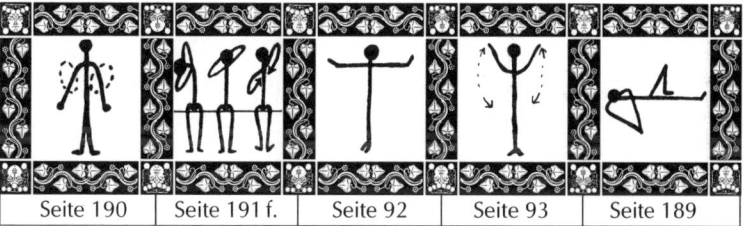

| Seite 190 | Seite 191 f. | Seite 92 | Seite 93 | Seite 189 |

Wirbelsäule

Die Wirbelsäule ist der Hauptpfeiler unseres Körpers. Sie ist das Stütz- und Haltungsorgan von Kopf und Rumpf. Sie schützt das Rückenmark, das durch die Knochenringe hindurchläuft. Die Evolution hat die Wirbelsäule als brückenähnliches Trägerorgan ausgebildet. Als der Mensch vom Vierfüßler zum Zweifüßler wurde, kam der Wirbelsäule eine neue Aufgabe zu, und es gibt noch immer viele Schwachstellen. Die Wirbelringe werden durch knorpelige Puffer voneinander getrennt. Diese Faserknorpel sind die Bandscheiben. Jedes Ziehen, Heben und Schieben müssen sie abfedern.

Jeder sollte sich bewußt sein, daß unser Bewegungsapparat aus Knochen, Knorpeln, Muskeln und Sehnen, Bändern und Gelenken besteht. Bewegung und ständige Be- und Entlastung sind die Voraussetzung dafür, daß der Körper funktionsfähig bleibt. Denn vor allem Knorpel, wie die Bandscheiben der Wirbelsäule, können nur durch genügend Bewegung ohne Belastung ausreichend ernährt werden. Abzuraten ist von allen Kräftigungsübungen wie die mit Geräten in unseren modernen Kraft- und Muskelkammern. Die Wirbelsäule gesund erhalten heißt jung sein. Alle Übungen kräftigen und begradigen das gesamte Muskelkleid des Körpers.

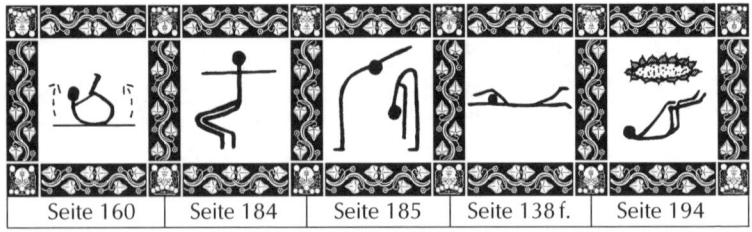

| Seite 160 | Seite 184 | Seite 185 | Seite 138 f. | Seite 194 |

Wirbelsäule
(Brustbereich)

Haltungsschäden im Bereich der Brustwirbelsäule können zu den unangenehmsten Schmerzen im Herzbereich führen, können Magenschmerzen auslösen und ein heißes Kribbeln und Brennen in den verschiedenen Gliedmaßen.

Es ist wichtig, daß Sie sich beim Sitzen am Arbeitsplatz immer wieder mit Übungen lockern und mit einigen ruhigen Atemzügen im Zimmer hin und her gehen. Das ununterbrochene Sitzen in der immer gleichen Haltung verschlimmert die Schmerzen. Jeden Tag Spazierengehen und mit den vorgeschlagenen Übungen Bauchdecke und Rückenmuskeln stärken.

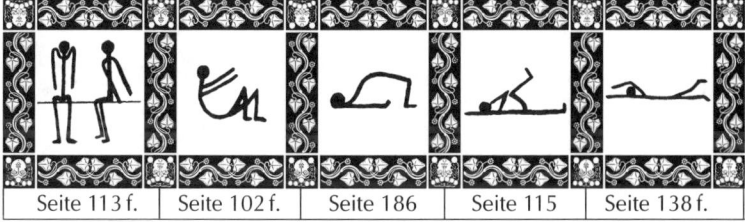

| Seite 113 f. | Seite 102 f. | Seite 186 | Seite 115 | Seite 138 f. |

Wirbelsäule
(Hals)

Schmerzen im Bereich der Halswirbelsäule können durch ein Schleudertrauma, eine Fehlhaltung am Arbeitsplatz, durch häufiges Auto fahren oder durch die Belastung der Augen durch Bildschirmarbeit entstehen. Bei Ohrensausen, Schwindel und starken Kopfschmerzen ist vom Arzt die Ursache zu klären, denn Spannungen in der Halsmuskulatur können eine Ursache hierfür sein.

Das Wichtigste ist, sich mit seinen eigenen Halsmuskeln durch gezielte Übungen eine stützende Halskrause zu bauen, die die sieben Halswirbel stützt. Drehende Bewegungen mit stark nach hinten geneigtem Kopf sind unbedingt zu vermeiden. Die vorgeschlagenen Übungen sollten zwischendurch auch am Arbeitsplatz gemacht werden. Sie können während des Autofahrens eine Pause einlegen und ihre Halswirbelsäule durch Übungen entlasten.

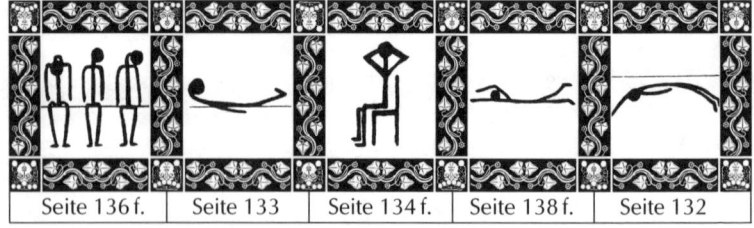

| Seite 136 f. | Seite 133 | Seite 134 f. | Seite 138 f. | Seite 132 |

Wirbelsäule
(Lendenbereich), Kreuz-Darmbein-Gelenk

Die häufigste Ursache von Kreuzschmerzen sind ein Verschleiß im Lendenwirbelbereich und am Kreuz-Darmbein. Dazu kommt dann der Bandscheibenvorfall, der entzündete Ischiasnerv, kalte Füße, abgestorbene Fersen, taube Beine. Das Gefühl, daß die Leistengegend eingeengt und die Blase entzündet ist, weil in diesem Bereich andauernd Schmerzen auftreten.

Niemand hört es gern, wenn man ihm rät, nicht mehr bergauf und bergab zu gehen, nicht Tennis zu spielen und nicht mehr Ski zu fahren. Jedoch ist zu überlegen, ob man auf diese dem Lendenwirbelbereich nicht wohltuenden Beschäftigungen verzichtet und sich dafür entscheidet, beispielsweise spazierenzugehen oder mit dem Rad zu fahren. Bewegung ohne Belastung ist leider der einzige Weg, solange wie möglich schmerzfrei und bewegungsfähig zu bleiben. Anstrengender Sport verschleißt die Gelenke, und der Preis dafür können starke Schmerzen sein. Tägliche Übungen am Abend bringen nachweisbar Erfolg und Linderung der Beschwerden.

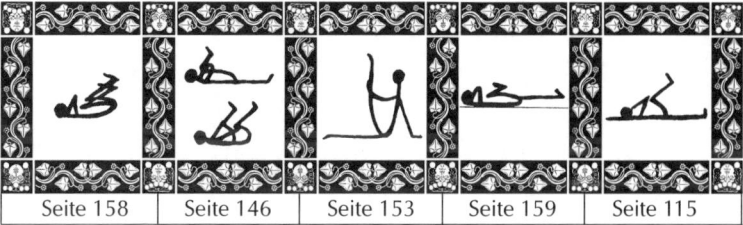

| Seite 158 | Seite 146 | Seite 153 | Seite 159 | Seite 115 |

Zähne

Der Zahn besteht zum größten Teil aus Zahnbein. Die Krone, die ihn schützt, ist aus hartem Zahnschmelz. Die Angriffsmittel sind Bakterien oder aus der Stärke der Nahrung gebildete Säuren. Diese greifen den Zahnschmelz an und zerstören ihn. Fortgeschrittene Zahnfäule greift die Zahnwurzel im Inneren an, und es kommt zu einer Entzündung der Wurzelhaut. Nicht immer ist ein Zahn in diesem Zustand noch zu konservieren. Parodontose läßt das Zahnfleisch schwinden, mit und ohne Taschenbildung.

Durch die beiden Übungen streicht frischer Sauerstoff über die Schleimhäute und reinigt sie von übermäßigem Bakterienbefall.
Jährliche Zahnkontrolle, Zähneputzen lernen. Wenn nötig, Einschleifen des Gebisses. Einsetzen von Schienen und entlastenden Prothesen. Einmal jährlich Beseitigung des vorhandenen Zahnsteins. Nach jeder Mahlzeit die Zähne richtig putzen. Täglich nüchtern mit kleinem Löffel am Morgen die Zunge abschaben. Wenn ein Zahnersatz notwendig geworden ist, nicht jammern, sondern daran denken, daß es nun wenigstens keine Entzündungen von kranken Zähnen gibt, die dem Körper ja auch schaden können. Das Neue gut annehmen.

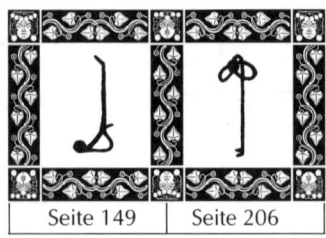

| Seite 149 | Seite 206 |

Zuckerkrankheit

Traubenzucker spielt im Energiehaushalt der Organfunktionen eine bedeutsame Rolle. Das Insulin, ein körpereigenes Hormon aus der Bauchspeicheldrüse, stellt die Kraftstoffreserven für den ständigen Energiebedarf des Körpers her. Zuckerkrankheit ist eine Stoffwechselerkrankung. Hinweise sind Trockenheit im Mund, ständiges Durstgefühl, verminderte Leistungskraft, Juckreiz an den verschiedensten Körperstellen, schlecht heilende Wunden und unerklärlicher Gewichtsverlust.

Die vorgeschlagenen Übungen können, wenn sie täglich ausgeführt werden, Besserung und Heilung bringen. Oft kann bei leichter Zuckerkrankheit, sofern Übergewicht vorhanden ist, Gewichtsverminderung und Diät die Krankheit normalisieren. Wenn ein Zuckerkranker fastet, wurde häufig beobachtet, daß sich erhöhte Blutzuckerwerte zur Normalität abschwächen. Bei gekochten Gemüsen muß das Kochwasser abgeschüttet werden. Mindestens sechs Mahlzeiten sind pro Tag nötig. Reichlich Bewegung, Spazierengehen und Schwarzbeerblättertee sind unterstützende Maßnahmen. Hafermehlmahlzeiten und vor allem die vorgeschlagenen Übungen beeinflussen den Stoffwechsel sehr günstig.

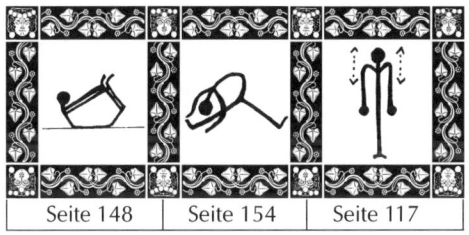

| Seite 148 | Seite 154 | Seite 117 |

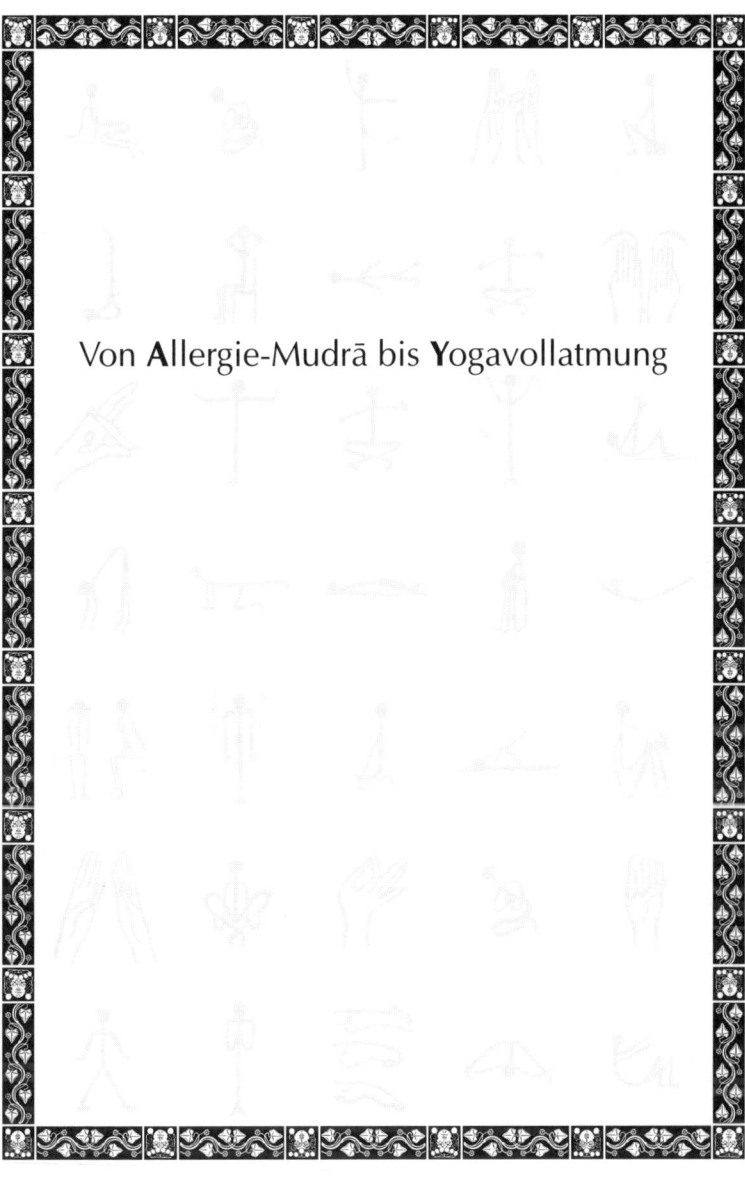

Von **A**llergie-Mudrā bis **Y**ogavollatmung

Übungsanleitung

Sie sollten sich bequeme Kleidung, eine oder zwei weiche Decken, wenn Sie mögen, beruhigende Musikuntermalung und vielleicht Kerzen zur Beleuchtung herrichten, um die abendliche Zeit, die Sie Ihrem Körper schenken, wirklich als etwas Erfreuliches zu sehen. Der Raum soll warm sein. Die Übungen sollten ein bis zwei Stunden nach einer Mahlzeit gemacht werden.
Nach den Übungen mindestens eine Stunde nicht baden, damit das Blut aus den inneren Organen nicht in die Außenbezirke gejagt wird.
Am angenehmsten ist es, die Übungen nach indischer Art in den Abendstunden zu machen. Ihr Körper ist dann geschmeidiger und die Übungen sind leichter auszuführen.
Die Übungen bringen verblüffende Erfolge, wenn sie täglich und über einen langen Zeitraum hinweg regelmäßig gemacht werden.
Schön wäre es, wenn Sie sich auf die abendliche Entspannung freuen könnten, jeden Tag gern Ihre Übungsdecke ausbreiten und sich bewußt sein könnten, daß Sie nur einen einzigen Körper haben, der Ihnen als ein Geschenk der Schöpfung in diesem Leben gegeben wurde.

Allergie-Mudrā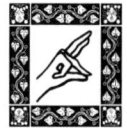

Dieses Mudrā machen Sie mit beiden Händen.
Schmiegen Sie Ihre Zeigefinger in die Daumengrube, bis Sie dort einen wirklich angenehmen Platz gefunden haben. Gewöhnen Sie Ihre Finger daran, indem Sie einige Zeit die angenehmste Stellung ausprobieren. Die anderen Finger strecken Sie geradeaus, dadurch festigt sich der Zeigefinger in der Daumengrube.
Jetzt legen Sie auch noch den Mittelfinger auf die Spitze des Daumens. Legen Sie die Hände so gemütlich wie möglich in ihren Schoß. Ringfinger und kleine Finger sollen gerade gehalten werden.
Hören Sie vielleicht ein wenig Musik, wenn Sie das Mudrā am Tag machen. Oder üben Sie das Mudrā vor dem Einschlafen. Wichtig ist, daß die Handstellung sich angenehm anfühlt, was eben erst nach einiger Zeit oder nach Tagen der Fall sein wird.
Man sollte das Mudrā mit beiden Händen viermal oder achtmal ausführen. Immer sieben Minuten lang. Sie sollten das Mudrā wie eine Medizin sehen, wie eine Zuführung von elektrischen Kräften, vergleichbar mit den silbernen und goldenen Nadeln bei der Akupunktur.

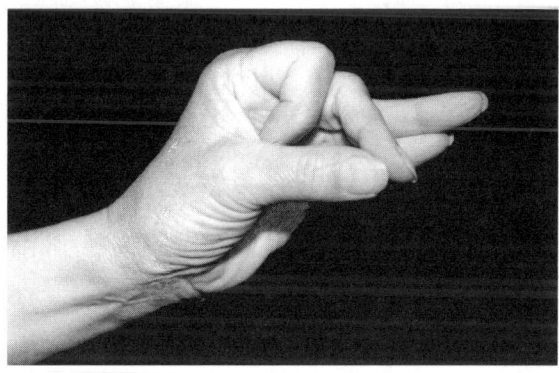

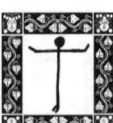 # Armdrehung

Stehen Sie gerade. Am besten vor einem Spiegel. Strecken Sie Ihre Arme aus. Die Wirbelsäule ist gerade. Ihre Handflächen zeigen nach oben.
Drehen Sie behutsam die Handflächen nach unten und wieder nach oben. Die Hand und das Handgelenk wird gedreht, und Sie fühlen es bis in die Schultergelenke.
Drehen Sie Ihre Handflächen wieder nach unten und wieder nach oben. Drehen Sie die Hände anfangs fünfmal, später zehnmal und auch zwanzigmal. Fühlen Sie, wie sich die Muskeln haltungsverbessernd bewegen. Danach lassen Sie langsam Ihre Arme sinken und ruhen ein wenig aus.

Diese Übung gewöhnt starre Schultergelenke wieder an ihre natürliche Bewegung.

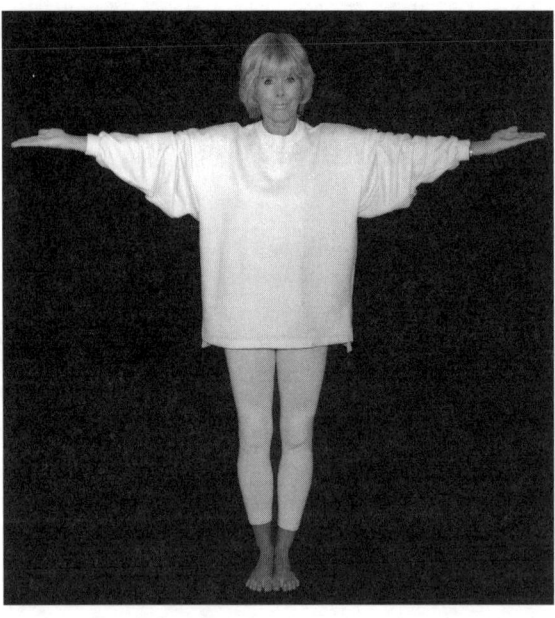

Armschwingen

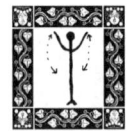

Stehen Sie mit geschlossenen Beinen. Heben Sie Ihren rechten Arm ganz durchgestreckt hoch. Die Handfläche Ihrer Hand ist nach außen gedreht.
Schwingen Sie den Arm jetzt ruhig von oben nach unten. Stoppen Sie den Arm immer wieder ab, damit er weder den Kopf noch den Oberschenkel berührt. Fünfmal den rechten und fünfmal den linken Arm.
Dann beide Arme gleichzeitig. Hinaufschwingen – Stopp. Hinunterschwingen – Stopp. Anfangs zehnmal, später zwanzigmal.

Sitzend halten Sie dann den linken Arm gestreckt nach oben, der rechte Arm hängt locker nach unten. Handflächen nach innen. Heben Sie dann den rechten Arm nach oben, während Sie gleichzeitig den linken Arm nach unten sinken lassen. Diese Übung anfangs zehnmal, später zwanzigmal wiederholen.

Geeignete Übung für von Arthrose befallene Gelenke und bei Schultersteife.

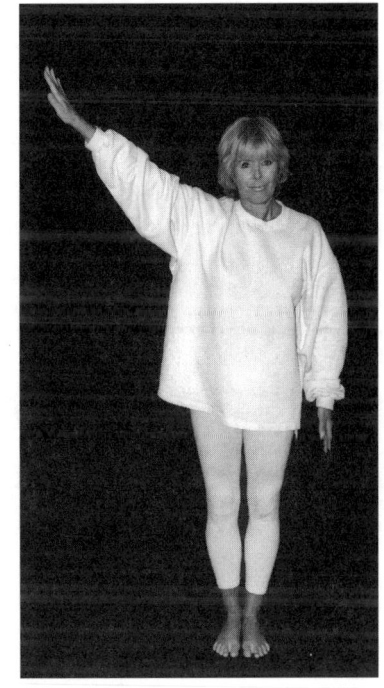

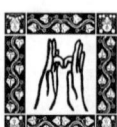 ## Asthma-Mudrā

Dieses Mudrā machen Sie mit beiden Händen.
Halten Sie Ihre Handflächen zusammen und legen Sie den rechten und linken Mittelfingernagel zusammen. Bleiben Sie ein wenig so, erst dann versuchen Sie, alle anderen Finger gerade zu halten, was nicht leicht ist. Versuchen Sie, diese Handstellung zu halten. Ihr Endziel sollten vier Minuten sein. Die Übung sollte dreimal täglich gemacht werden.

Wenn Handstellungen über einen längeren Zeitraum ausgeführt werden, schließen sie die Störstellen des unterbrochenen Energieflusses.

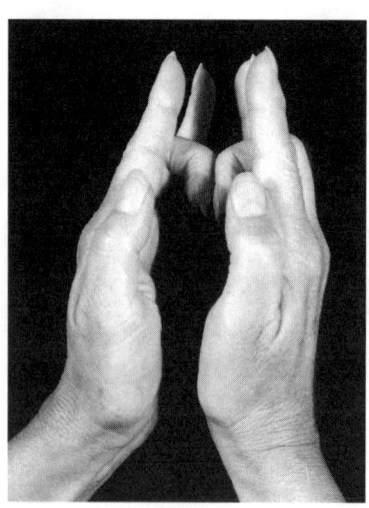

Atemübung
(heilende Energie)

Sie liegen entspannt auf Ihrer Übungsdecke oder in Ihrem Bett.
Konzentrieren Sie sich auf den Körperteil oder das Organ, das Sie schmerzt.
Atmen Sie langsam durch die Nase ein, und spannen Sie ganz leicht die betreffende Stelle an.
Halten Sie die Spannung mit angehaltenem Atem an, solange es Ihnen angenehm ist (ca. fünf bis zehn Sekunden).
Mit dem Ausatmen durch die Nase lassen Sie die Spannung los.
Ruhen Sie sich vollkommen entspannt eine Minute aus, dann wiederholen Sie die Übung zehn- bis fünfzehnmal.

Das Einatmen und Anspannen erhöht die Energie in den betroffenen Zonen. Die Konzentration von Energie vernichtet alle Krankheiten.

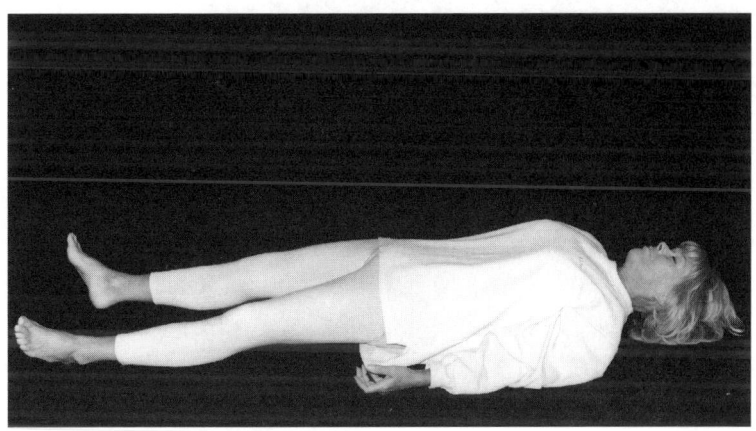

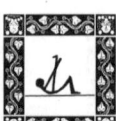

Aufwärtsstreckung

Legen Sie sich auf den Rücken, beide Beine angewinkelt.
Strecken Sie das linke Bein gerade in die Höhe, legen Sie die rechte Handfläche außen auf das linke Hüftgelenk. Während des Ausatmens fahren Sie mit der rechten Hand den linken Fuß außen hoch und bewegen den Oberkörper leicht mit nach oben. Der linke Arm bleibt am Boden. Mit dem Einatmen lassen Sie sich in die Ausgangsposition zurücksinken.
Wiederholen Sie diese Übung zehn- bis fünfzehnmal auf jeder Seite.

Die Aufwärtsstreckung sorgt dafür, daß Hüftgelenk und Kreuz-Darmbein-Gelenk in der richtigen Lage verbleiben.

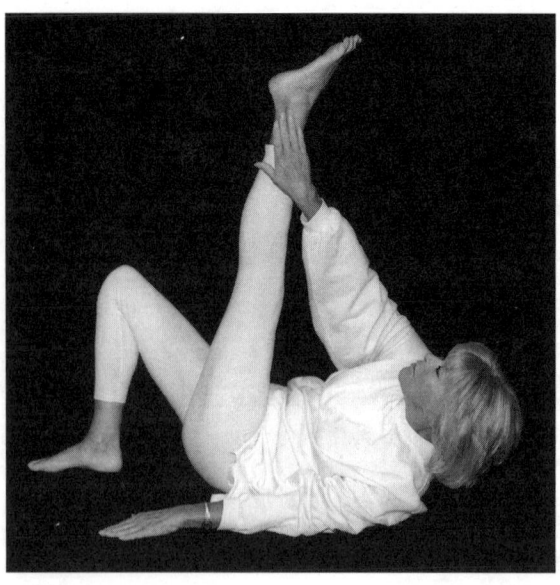

Augenberuhigende Übung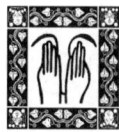

Sie sitzen im Schneidersitz auf Ihrer Übungsdecke oder auf einem Stuhl.
Reiben Sie die Handflächen so lange fest aneinander, bis sie ganz warm sind.
Jetzt legen Sie die warmen Handflächen ganz leicht mit dem Handballen über Ihre geschlossenen Augen.
Genießen Sie die sich ausbreitende Wärme, bis die Handflächen sich abkühlen, dann wiederholen Sie das Ganze. Die Übung fünf- bis siebenmal durchführen.

Als Gedankenbilder sollen Sie weite grüne Wälder, Wiesen und Almhänge sehen.

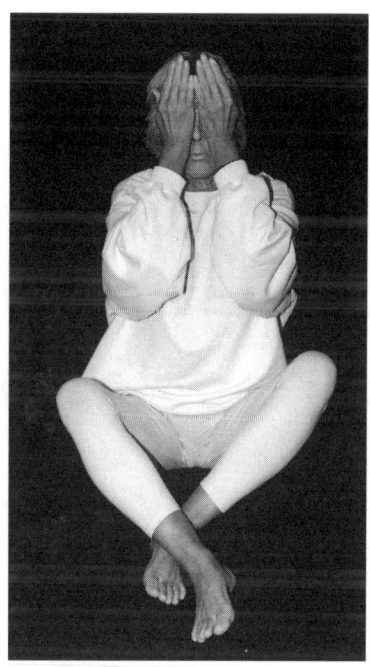

Augenstärkende Übung

Sie sitzen mit geradem Rücken, ohne sich anzulehnen auf einem Stuhl oder im Schneidersitz auf einer zusammengelegten Decke.
Strecken Sie jetzt beide Arme gerade nach vorne. Die Hände werden zu Fäusten geballt, der Daumen zeigt nach oben.
Der Kopf bleibt gerade, und Sie strecken den Arm immer weiter nach rechts und versuchen, ob Sie den Daumen noch sehen können. Der andere Arm bleibt gerade. Kommen Sie mit dem Arm zurück, und strecken Sie nun den anderen Arm nach außen, versuchen Sie wieder, den Daumen zu sehen, obwohl der Kopf gerade bleibt.
Einmal rechts Daumen nachsehen, Kopf gerade halten.
Einmal links Daumen nachsehen, Kopf gerade halten.

Diese Übung stärkt das Auge und verbessert das Sehvermögen.

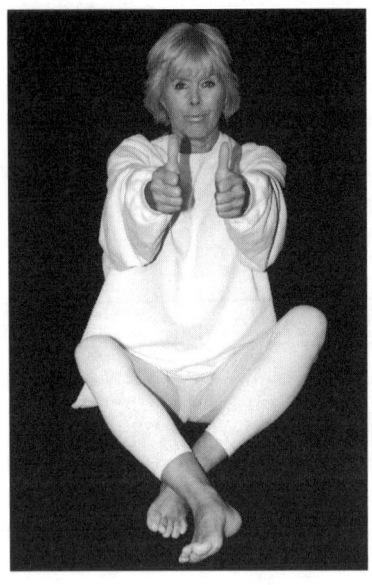
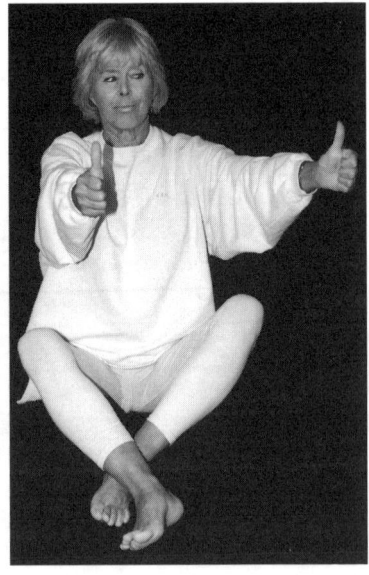

Bär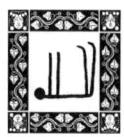

Legen Sie sich auf den Boden, und lassen Sie sich von der Schwerkraft nach unten ziehen, sinken Sie in die Geborgenheit der Mutter Erde.
Heben Sie den rechten Arm hoch. Atmen Sie hinauf in die Fingerspitzen, atmen Sie aus und lassen dabei alle Energie zu Ihrem Herzen fließen.
Hochatmen – Atem anhalten – Ausatmen. Wiederholen Sie das fünfmal.

Der rechte Arm bleibt ausgestreckt, Sie heben jetzt auch das linke Bein (Sie können es auch anwinkeln).
Atmen Sie hinauf in den rechten Arm und in den linken Fuß (oder in das linke Knie), atmen Sie aus und lassen Sie alle Energie zu Ihrem Herzen fließen. Wiederholen Sie das fünfmal.
Der rechte Arm, das linke Bein sind hochgestreckt, und Sie strecken jetzt auch den linken Arm nach oben. Hochatmen – anhalten – ausatmen und die Energie zum Herzen fließen lassen. Wiederholen Sie das fünfmal.

▼ *(Seite 100)*

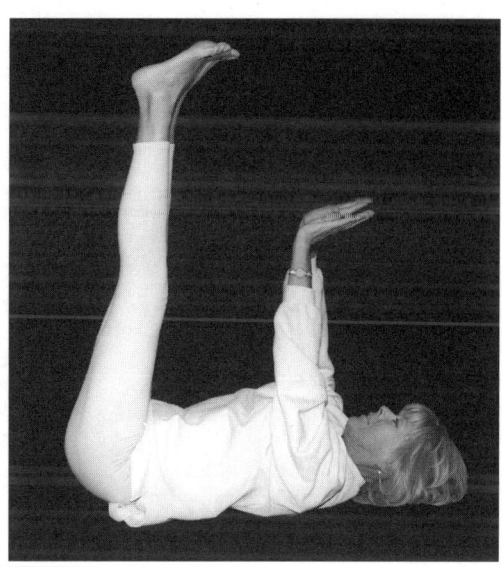

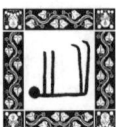

Zum Abschluß heben Sie noch das linke Bein. Hinaufatmen in die hochgehobenen Arme und Beine – anhalten – ausatmen. Wiederholen Sie das fünfmal.
Ganz Behutsam senken Sie Ihre Beine, dann Ihre Arme und liegen einige Zeit in vollkommener Losgelöstheit, spüren die Energie durch Ihren Körper strömen.

Diese Übung ist ein wunderbares Heilmittel für alle seelischen und geistigen Beschwerden. Sie senkt und stabilisiert zu hohen und zu niedrigen Blutdruck. Stellt Harmonie zwischen Geist, Seele und Körper wieder her und läßt alle Unruhe schwinden. Die Übung kann wie vorgeschlagen auch mit angewinkelten Beinen durchgeführt werden, wenn einem das Hochstrecken unangenehm ist.

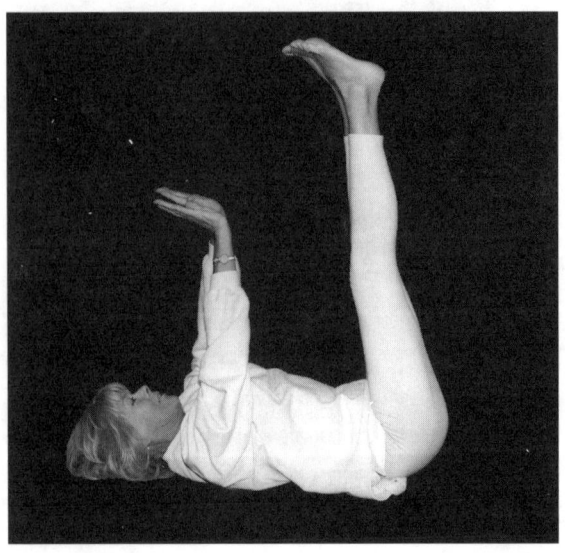

Bandscheibenübung

Legen Sie sich auf den Boden, und verschränken Sie Ihre Arme unter dem Hinterkopf.
Atmen Sie durch die Nase aus, und bringen Sie den rechten Ellenbogen zum linken Knie. Atmen Sie ein, und gleiten Sie wieder zurück.
Ausatmen: Knie und Ellenbogen schließen. Einatmen: Bein und Kopf zurücklegen. Einmal rechts und einmal links.
Versuchen Sie, einen schönen gleichmäßigen Rhythmus in diese Übung hineinzuzaubern, so daß Atem und Bewegung eins werden.
Diese Übung ruhig und langsam zwanzigmal wiederholen.

Die einzelnen Wirbelringe stoßen nicht direkt zusammen, sondern werden durch knorpelige Puffer voneinander getrennt. Diese ringförmigen Faserknorpel sind die Bandscheiben. Nur durch ständige Belastung und Entlastung werden sie erhalten. Bewegung ist Voraussetzung für elastische Bandscheiben.

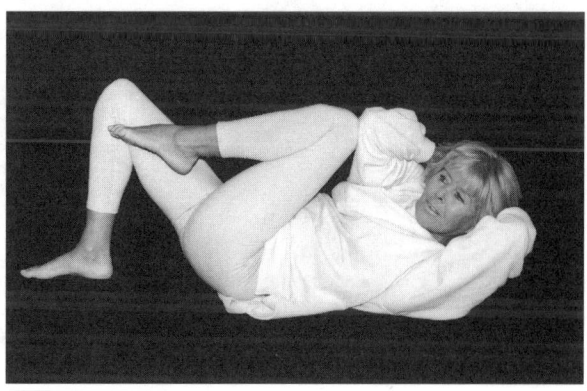

Bauchmuskelstärkende Übung

Legen Sie sich auf den Boden. Grätschen Sie die angewinkelten Beine, die Fußsohlen stehen gerade unter dem Knie.

Legen Sie jetzt die Hände rechts und links an den Bauchmuskel, der sich vom Schambein zum Brustbein hinaufzieht. Sie fühlen jetzt das Muskelband von unten nach oben.

Halten Sie den Muskel rechts und links, und richten Sie sich jetzt behutsam hoch. So hoch, wie es Ihnen möglich ist. Bleiben Sie so, und atmen Sie behutsam durch die Nase aus und ein. Dann lassen Sie sich behutsam wieder zurücksinken. Wiederholen Sie diese Übung anfangs fünfmal hintereinander, später zehnmal.

Als nächstes liegen Sie wieder auf dem Rücken. Die Beine sind angewinkelt gegrätscht. Die Fußsohlen berühren den Boden. Verschlingen Sie die Finger ineinander, und heben Sie die Arme nach oben.

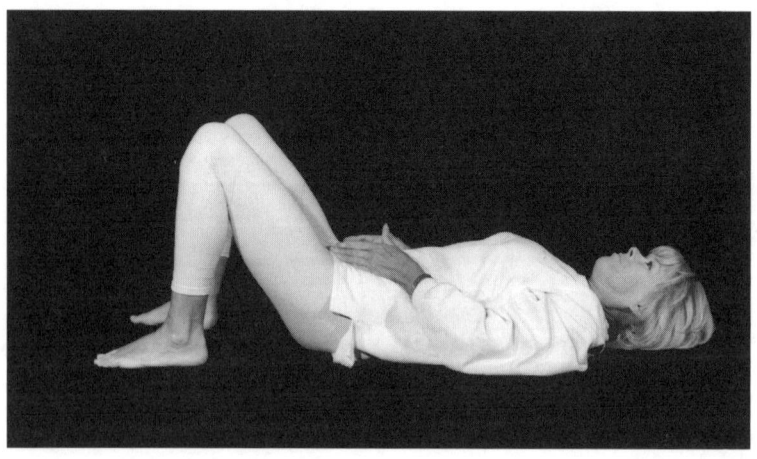

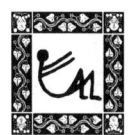

Mit dem Einatmen richten Sie sich empor, soweit es Ihnen möglich ist. Mit dem Ausatmen gleiten Sie zurück. Sie fühlen, wie sich die Lendenwirbelsäule wohlig in die Decke am Boden schmiegt und dehnt. Wiederholen Sie diese Übung anfangs fünfmal, später zehnmal hintereinander.

Schließen Sie die Augen. Fühlen Sie in sich hinein und erkennen Sie, wie der gerade Bauchmuskel Ihren Rumpf beugt, Ihr Becken hebt und Ihre Rippen senkt. Fühlen Sie, wie Sie stark und geschmeidig werden, einfach deshalb, weil Sie es möchten, weil Sie bereit sind, sich Ihren einmaligen Körper zu erhalten.

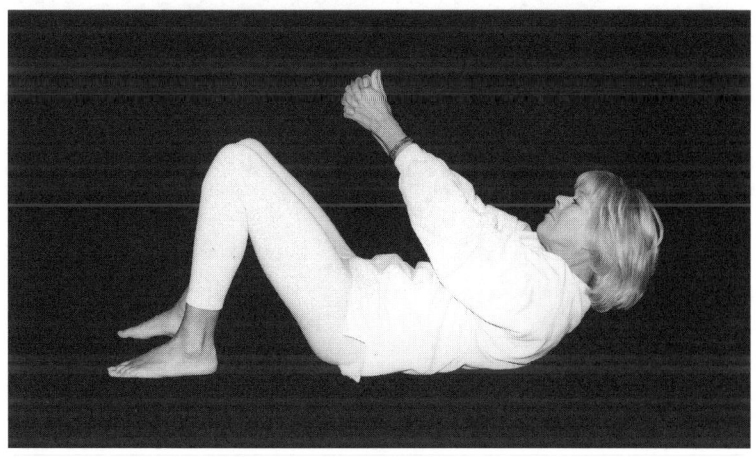

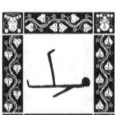 # Bauchmuskelübung 104

Legen Sie sich auf den Rücken.
Die Arme liegen rechts und links des Körpers, die Beine sind durchgestreckt.
Heben Sie jetzt das rechte durchgestreckte Bein langsam zehnmal.
Heben Sie das linke durchgestreckte Bein zehnmal.
Heben Sie beide durchgestreckten Beine zehnmal.
Ruhen Sie sich einige Zeit aus, indem Sie, auf dem Rücken liegend, mit gespreizten Beinen und Armen ruhig durch die Nase ein- und ausatmen.

Ein trainierter Bauchmuskel ist die Voraussetzung für eine gerade Haltung, denn der Bauchmuskel unterstützt die Rückenmuskulatur, die sonst ganz allein die Wirbelsäule aufrecht erhalten muß.

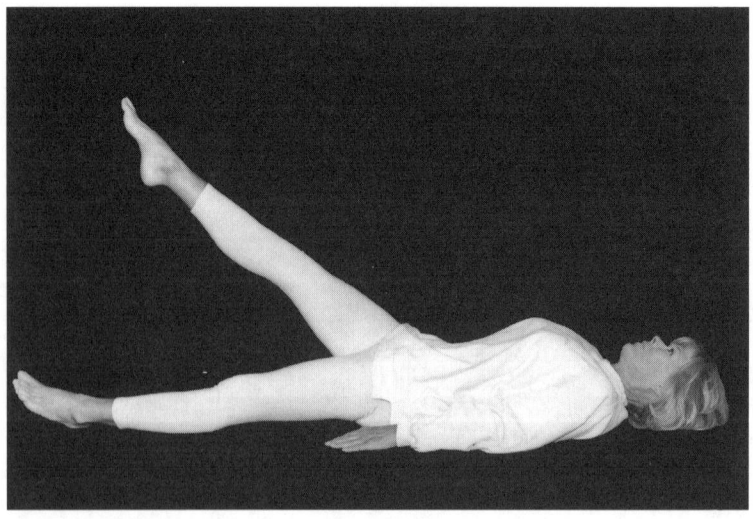

Bauchselbstmassage

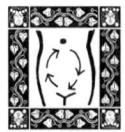

Strecken Sie die Beine aus, Kopf etwas erhöht im Bett oder am Boden auf einer Decke liegend.

Legen Sie beide Hände mit geschlossenen Fingern auf Ihren Bauch. Die Fingerspitzen zeigen abwärts zum Schritt. Bewegen Sie die Handflächen schnell senkrecht auf und abwärts. Vibrieren Sie mit Ihren Handflächen, von oben nach unten, von rechts nach links. Ihr Bauch wird so richtig von oben nach unten durchgeschüttelt, ca. zwei Minuten.

Jetzt legen Sie eine Hand über die andere, so, als wollten Sie einen Keil bilden. Die keilförmigen Fingerspitzen lassen sich jetzt gut in den Bauch hineindrücken. Sie beginnen rechts unten mit einer mahlenden, knetenden Bewegung vom rechten Unterbauch zum rechten Rippenbogen hoch, dann hinüber zum linken Rippenbogen und weiter hinunter zum linken Unterbauch. Kneten Sie langsam, und konzentrieren Sie sich so, als wollten Sie den Nahrungsbrei behutsam weiterschieben, der sich in den Darmschläuchen befindet. Wiederholen Sie diese Tiefenmassage drei- oder auch fünfmal, wenn es Ihnen angenehm ist.

Hilft vielen Schülern bei chronischer Blähsucht und Darmträgheit.

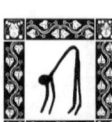 **Baum**

Stehen Sie mit geschlossenen Füßen. Neigen Sie sich nach vorn, und legen Sie die Finger auf den Boden. Die Beine sind durchgestreckt.
Verlagern Sie Ihr Gewicht auf das Becken, und atmen Sie durch die Nase ruhig aus und ein.
Nun verlegen Sie das Gewicht auf die Handflächen und atmen so lange ruhig durch die Nase aus und ein, wie Sie die Stellung angenehm finden.

Durch den Baum werden Schulter, Hände, Arme gestärkt, Asthma gelindert und geheilt sowie Gehirn und Herz besser durchblutet.

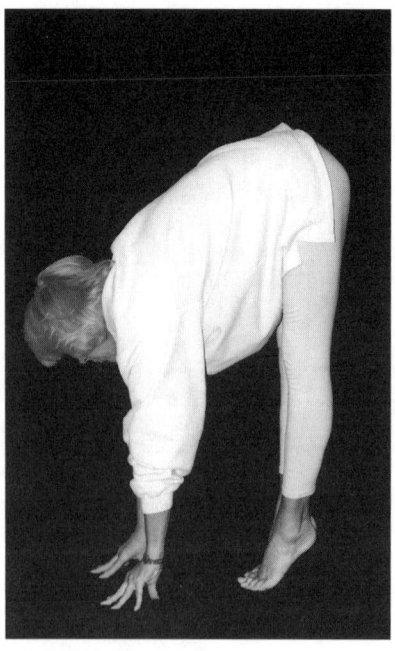

Beckenmuskulaturübung

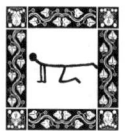

Knien Sie am Boden. Die Hände und die Knie stützen Ihren Körper. Der Kopf wird hochgehoben, bereitet das Unbehagen, bleibt er gerade zum Rückgrat.
Heben Sie jetzt das rechte Bein in gerader Fortsetzung zur Wirbelsäule, und strecken Sie es rückwärts, wobei Sie ganz leicht die rechte Seite des Rückens und Beckens nach hinten schieben. Langsam zurück, dann das Bein senken.
Heben Sie nun das linke Bein. Schieben Sie es zurück, fühlen Sie, wie Rücken und Becken sich leicht nach hinten schieben. Wiederholen Sie diese Übung zehnmal. Einmal rechts, einmal links nach hinten schieben.

Durch das abwechselnde Zurückstrecken des Beines werden die Rückenmuskeln nachhaltig gestärkt, was sich günstig auf die gesamte Wirbelsäule auswirkt.

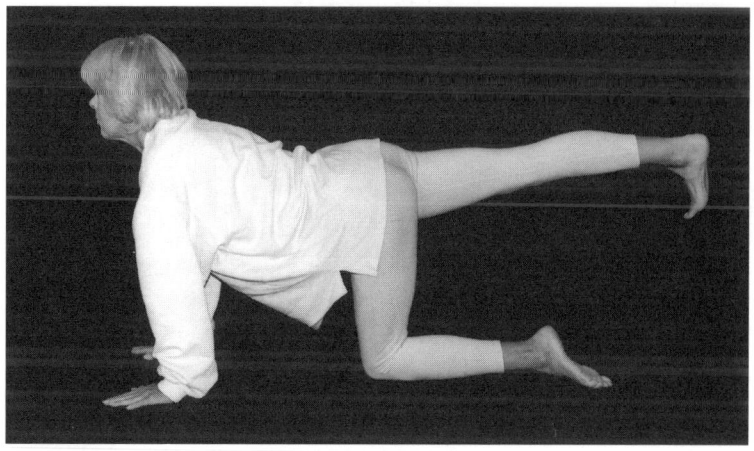

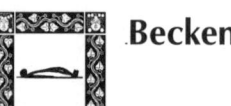

Beckentraining

Legen Sie sich auf den Rücken. Ihre Arme liegen neben dem Körper, die Handflächen zeigen nach unten.
Legen Sie den rechten Fuß über Ihren linken Fuß.
Dann stemmen Sie sich hoch. Ihr Gewicht ruht allein auf der rechten Ferse. Bleiben Sie in dieser Stellung und ziehen Sie Harnröhre und Aftermuskel kräftig hoch, während Sie einatmen. Atmen Sie aus, lockern Sie alle Organe in Ihrer Beckenschale, und ruhen Sie sich kurz aus. Wiederholen Sie diese Übung fünfmal.
Jetzt legen Sie den linken Fuß über Ihren rechten Fuß. Die gleiche Übung auch fünfmal.

Diese Übung stärkt das Gewebe im Unterleib und hat schon nach zwei bis zehn Wochen ausgezeichnete Erfolge gebracht. Die Übung kann man auch zweimal am Tag machen.

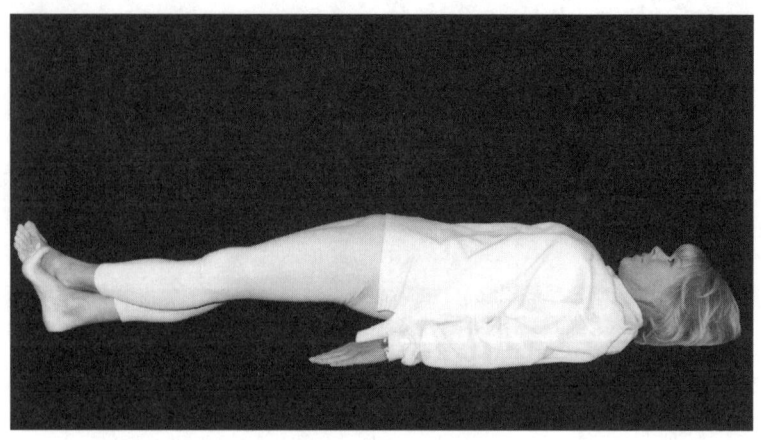

Beruhigende Atmung

Legen Sie ganz leicht den Daumen der rechten Hand auf den rechten Nasenflügel und die Ringfinger der rechten Hand auf den linken Nasenflügel.
Atmen Sie durch das rechte Nasenloch ein und durch das linke Nasenloch aus. Ganz von selbst legt sich der richtige Finger leicht auf das zu verschließende Nasenloch.
Beginnen Sie nun rechts einzuatmen – links auszuatmen – links einzuatmen – rechts auszuatmen – rechts einatmen – links ausatmen und so weiter. Atmen Sie, fühlen Sie, wie Sie immer ruhiger werden.
Anfangs legen Sie die Beschreibung vor sich hin. Beherrschen Sie die beruhigende Atmung, sollten Sie sich auf einen Stuhl setzen. Der Rücken ist gerade und soll nicht angelehnt werden. Oder Sie sitzen auf einem Kissen im Schneidersitz am Boden.

Atmen Sie anfangs fünf Minuten, mit dem Endziel von fünfzehn bis dreißig Minuten. Vertiefen Sie sich mit geschlossenen Augen immer mehr in die heilige Atemübung, mit dem Ziel, daß Sie sich immer leichter und nach oben schwebend fühlen.

Es soll erwähnt werden, daß neben Śavāsana (S. 187) auch diese beruhigende Atmung ein versteckter Schlüssel zu den yogischen Trancezuständen ist. Ein Schlüssel, der zu Hellsichtigkeit und Hellhörigkeit führen kann.

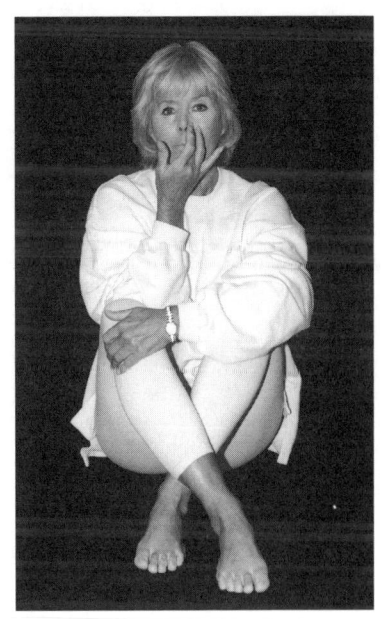

Blähungenlösende Stellung

Sie sitzen auf Ihrer Übungsdecke. Die Beine ziehen Sie angewinkelt an sich heran.
Legen Sie den rechten Arm um die Knie, und halten Sie mit der linken Hand den rechten Ellenbogen fest.
Ziehen Sie nun die Oberschenkel fest an Ihren Körper heran. Richten Sie die Wirbelsäule und den Kopf gerade auf, und atmen Sie ganz langsam und ruhig durch die Nase aus und ein. Sitzen Sie so anfangs fünf Minuten, später zehn Minuten.
Jetzt wechseln Sie die Armhaltung. Auch in dieser Stellung bleiben Sie fünf Minuten, später zehn Minuten.

Der gasförmige Inhalt im Magen-Darm-Bereich ist nicht gleichmäßig in den Darmschläuchen verteilt. Abgehende Luft setzt sich immer aus verschluckter Luft (falsches Atmen) und den Gasen (Süßigkeiten, Zwiebeln, kohlensäurehaltige Getränke) zusammen, die im Darmkanal wie Luftblasen hin und her wandern. Solche Luftansammlungen können auch das Herz bedrängen und herzanfallähnliche Beschwerden auslösen.

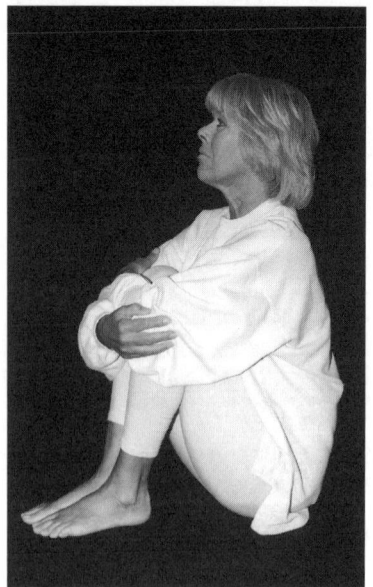

Blasebalgatmung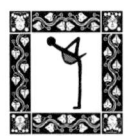

Stehen Sie mit geschlossenen Beinen. Legen Sie die Hände an Ihre Hüften, und beugen Sie sich ca. sechzig Grad vorwärts.
Atmen Sie durch die Nase ein, und wölben Sie den Bauch wie eine Kugel nach vorn.
Atmen Sie durch Ihre Nase aus, und ziehen Sie den Bauch fest ein. Einatmen – Bauch heraus – Ausatmen – Bauch hinein. Wiederholen Sie das anfangs fünfmal. Später zehnmal.
Richten Sie sich behutsam auf. Machen Sie mit beiden Händen eine Faust. Spannen Sie diese an. Dann locker lassen und sich entspannt ein bißchen schütteln.

Bauchmuskeln werden in unserem sitzfreudigen Alltagsleben kaum noch beansprucht, wodurch sie erschlaffen. Die schlaffen Muskeln werden durch diese Übung wieder gekräftigt, denn die ständige Massage der Bauchwände durch die schnelle Muskelbewegung verbessert die Durchblutung und verhindert Fettansatz. Wirkt regulierend auf alle Drüsen, die im Unterleib ruhen.

Diese Übung ist strengstens verboten bei schweren Herzerkrankungen!

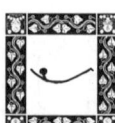 # Boot

Legen Sie sich auf den Bauch. Ihre Beine und Arme sind ausgestreckt.
Atmen Sie ein und heben Sie Kopf, Arme und Beine in die Höhe.
Atmen Sie aus und senken Sie Kopf, Arme und Beine.
Anfangs atmen Sie, während Sie die Stellung halten, nur einmal durch die Nase ein und aus. Sind Ihre Muskeln kräftiger geworden, werden Sie in dieser Stellung verharren und leicht weiter atmen, solange es Ihnen angenehm erscheint.
Die Übung wird nur einmal am Tag gemacht.

Sie fördert die Durchblutung des Nackens und der Schultergegend. Lungen werden gestärkt, schlaffer, dicker Bauch verschwindet, Verdauung wird angeregt.
Bei Nacken- und Schulterverspannungen verschlimmern warme Umschläge und Moorpackungen die Schmerzen. Ebenso werden die Schmerzen stärker, wenn Sie sich massieren lassen. Trockene Luft ist gut. Das heißt, schlafen Sie in einem Raum mit ca. zwanzig Grad Wärme, wenn Sie unter Muskelverspannungen leiden. Kalte Luft ist nicht frische Luft. Ein Raum, der fünf Minuten durchgelüftet wird, enthält nicht weniger frische Luft als einer, in dem das Fenster den ganzen Tag offen ist.

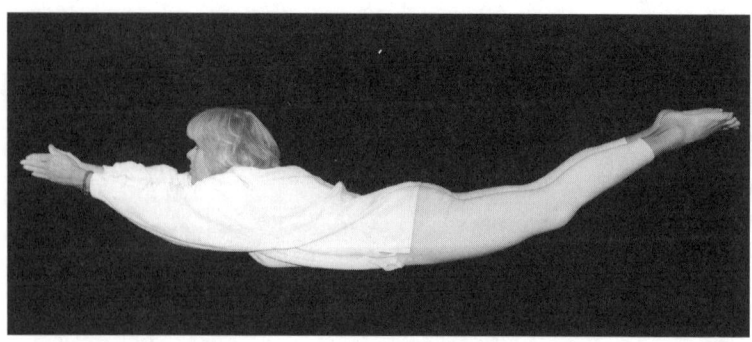

Brustwirbelübung

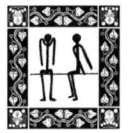

Sitzen Sie mit geradem Rücken und locker herabhängenden Armen auf einem Stuhl.
Ziehen Sie mit Ihren Schultergelenken ganz bewußt die Wirbelsäule höher und höher, wobei das Rückgrat ganz gerade bleibt. Verharren Sie kurz in dieser Haltung, und dann lassen Sie die Arme langsam zurückgleiten. Wiederholen Sie die Übung fünfmal.

Ihre Arme hängen wieder locker seitlich des Körpers. Drehen Sie Ihre Handinnenflächen nach außen, und schieben Sie Ihre Schultergelenke fünfmal so weit nach hinten, daß Sie die Dehnung im Brustkorb fühlen.

▼ *(Seite 114)*

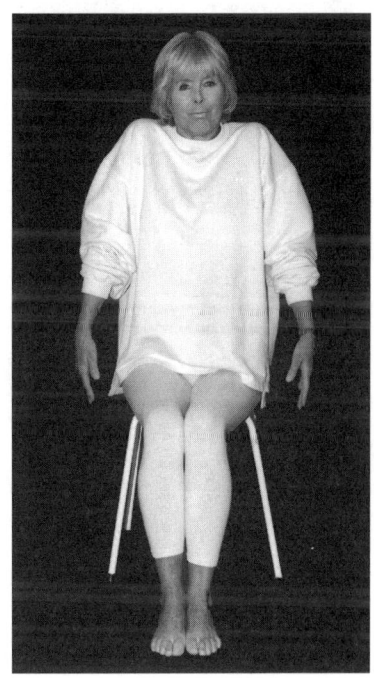

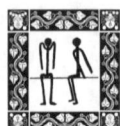

Dann dehnen Sie die Schultern vorwärts, die Handflächen zeigen nach außen, und Sie fühlen die Dehnung des Rückens. So dehnen Sie durch die Schulterbewegung das gesamte Muskelkleid Ihres Brustkorbes. Üben Sie diesen Bewegungsablauf fünfmal.

Bleiben Sie kurz gerade sitzen, und fühlen Sie die vermehrte Wärmezufuhr im Muskelbereich des Brustkorbes.

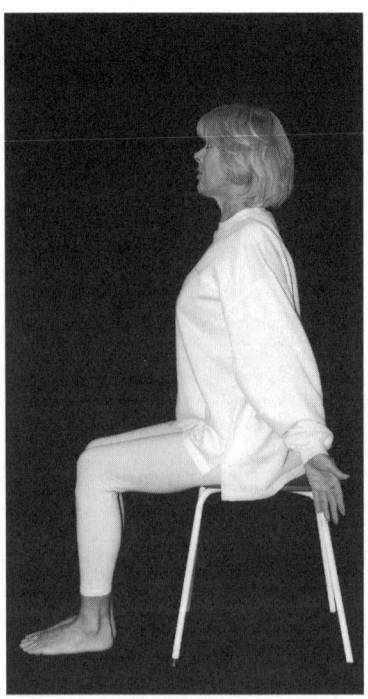

Dehnübung

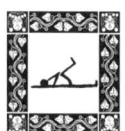

Legen Sie sich auf den Rücken. Die Arme sind gerade nach hinten gestreckt. Sie sollten auf dem Boden aufliegen. Ist das nicht möglich, legen Sie die beiden Arme seitlich und strecken sie nach hinten.
Legen Sie die Finger der rechten Hand auf die rechte Schulter, und winkeln Sie das linke Bein an. Atmen Sie langsam durch die Nase ein.
Während des Ausatmens versuchen Sie, den rechten Ellbogen zum linken Knie zu bringen. Der Kopf bleibt dabei aber bequem am Boden liegen. Während Sie einatmen, stellen Sie das linke Bein wieder auf und legen den rechten Ellbogen wieder auf den Boden.
Ausatmen: Ellbogen und Knie näherbringen; einatmen: Ellbogen und Knie wieder ablegen. Wiederholen Sie diesen Bewegungsablauf zwanzigmal. Dann wechseln Sie die Seite.
Nun bringen Sie den linken Ellbogen mit dem rechten Knie zusammen. Ausatmen schließen – Einatmen öffnen. Lassen Sie den Atem die Übung leiten. Auch hier zwanzigmal.
Langsam strecken und dehnen, bevor Sie aufstehen.

Eine Übung, die jeden Körper dehnt und gerade hält, wenn man sich die Mühe macht, sie täglich auszuführen. Löst Unterleibsspannungen, Rückenverspannungen, löst Verkrampfungen im Darmbereich und erhält einen schönen geraden jugendlichen Körper bis ins hohe Alter.

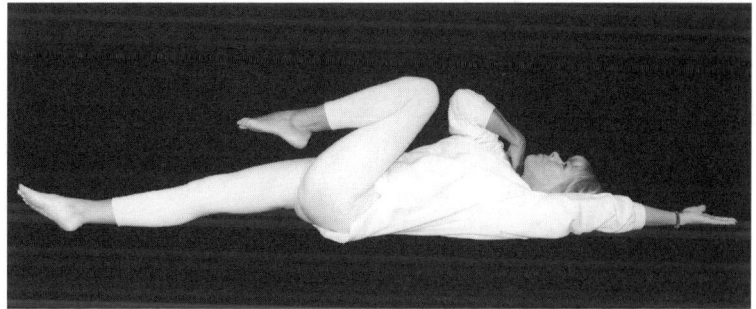

Diamantsitz

Knien Sie am Boden. Das Gesäß ruht auf den Fersen.
Sitzen Sie gerade, und legen Sie die geschlossenen Hände locker auf Ihre Oberschenkel.
Ruhig lassen Sie den Atem durch Ihre Nase herein und hinaus fließen und bleiben bewegungslos, solange es Ihnen angenehm ist.
Behutsam lösen Sie die Position und ruhen sich aus, indem Sie sich auf den Rücken legen.

Nach einer Mahlzeit ausgeführt hilft diese Übung, die Mahlzeit in der halben Zeitspanne zu verdauen. Sie kräftigt Knochen und die Nervenkanäle, durch die die Lebensenergie strömt. Diese heilige Übung beeinflußt auch das Abwehrsystem, das vielfältig, längst nicht erforscht und von magischer Kraft gelenkt in uns wirkt.

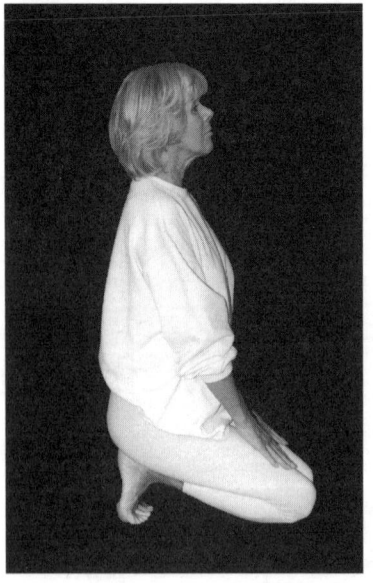

Bei schwerer Kniegelenksarthrose und bei entfernter Kniescheibe und anderen Knieoperationen ist der Orthopäde zu befragen, ob Ihnen diese Übung erlaubt ist.

Drache

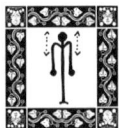

Stehen Sie mit geschlossenen Beinen. Die Arme hängen rechts und links am Körper herab. Machen Sie mit beiden Händen eine Faust, wodurch die Arme angespannt sind.
Runden Sie die Lippen, und saugen Sie durch das Loch die Atemluft ein. Schließen Sie den Mund, und pressen Sie die Luft in Ihre Wangen. Halten Sie die Luft an, solange es Ihnen angenehm ist.
Bei angehaltenem Atem senken Sie das Kinn zum Brustbein, ziehen die Arme hoch und lassen sie fallen. Hochziehen und fallen lassen. Wenn Sie einatmen müssen, heben Sie den Kopf und atmen durch die Nase aus. Wiederholen Sie diese Übung zunächst fünfmal, später zehnmal.
Achten Sie darauf, daß die Arme im Ellenbogengelenk durchgestreckt bleiben, während sie hinaufgezogen und gesenkt werden.

Der Drache sorgt für sehr starke Durchblutung des Nackens. Knochen, Muskeln, Blutgefäße werden dadurch erwärmt und leichter beweglich.

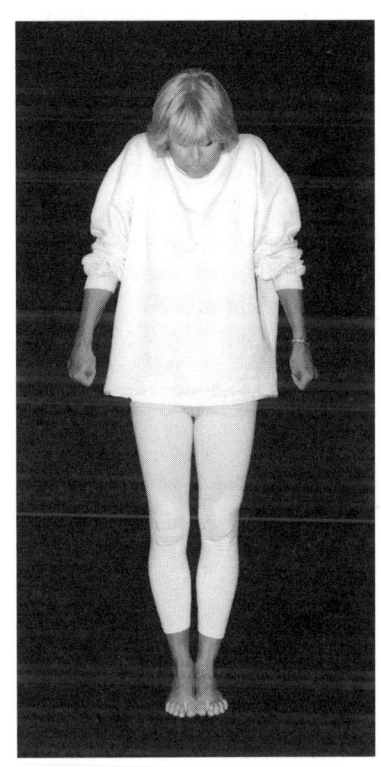

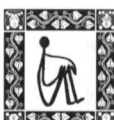

Einhorn

Setzen Sie sich auf den Boden. Stellen Sie Ihre Knie eng zusammen. Legen Sie Ihre Handinnenflächen von außen rechts und links an Ihre Knie.
Drücken Sie Ihre Knie ganz fest zusammen. Versuchen Sie gleichzeitig, mit Ihren Knien die Hände nach außen zu pressen.
Mit Händen Knie zusammenpressen. Mit Knien Hände nach außen drücken. Üben Sie das fünfmal hintereinander.
Nun drücken Sie die Knie so fest zusammen, wie es Ihnen möglich ist, und versuchen gleichzeitig mit den Händen, die Sie zwischen die zusammengepreßten Knie schieben, diese auseinanderzuziehen. Auch diese Übung wiederholen Sie fünfmal.

Diese isometrischen Übungen sind ein wunderbares Training bei Krampfadern und Venenstauungen.

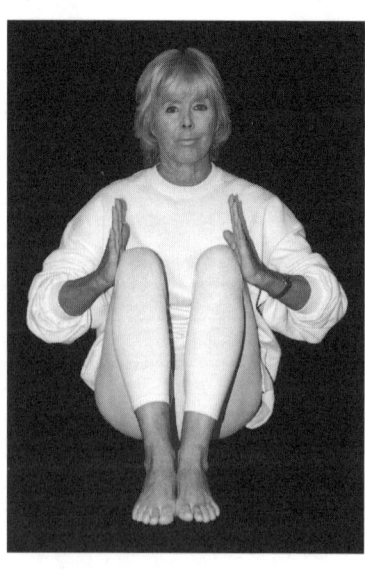
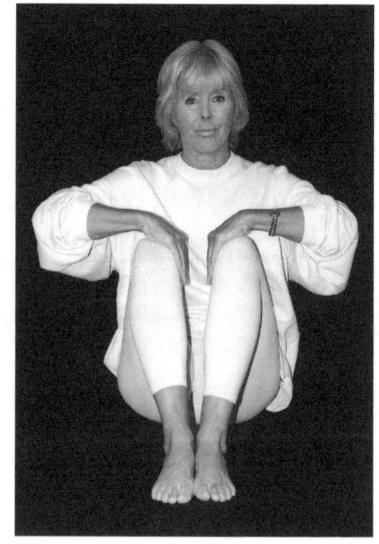

Einschlaf-Mudrā

Dieses Mudrā führen Sie mit beiden Händen aus.
Ihr rechter Daumen berührt die Fingerspitze Ihres rechten Zeigefingers.
Der Daumen der linken Hand berührt die Fingerspitze Ihres linken kleinen Fingers.
Sie liegen bequem in Ihrem Bett oder auf einer Liege. Die Arme rechts und links des Körpers. Wenn sich die Finger an die neue Stellung gewöhnt haben, strecken Sie die freien Finger geradeaus.
Die Übung macht man sieben Minuten und das dreimal am Tag. Vor dem Einschlafen bleiben die Hände so lange in der Handstellung, bis Sie eingeschlafen sind.

Es gibt zwei Meridiane. Einen für Sonne und Tag, einen für Mond und Nacht. So kommt es, daß durch diese Handstellung, die für den Tag- und Nachtrhythmus zuständig ist, kleine Störungen beseitigt werden, die das Einschlafen verzögern und verhindern.

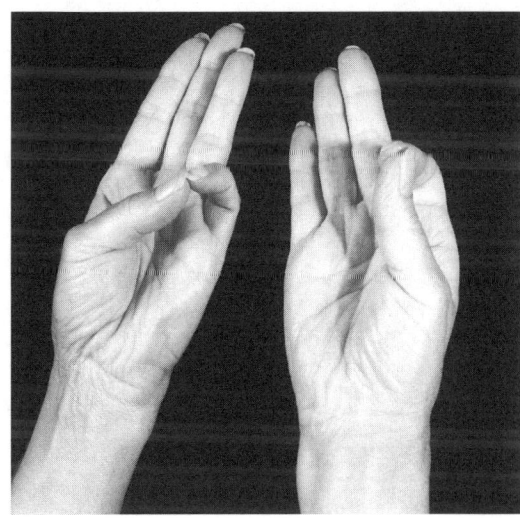

Fetusstellung

Setzen Sie sich mit angewinkelten Beinen auf Ihre Übungsdecke.
Schieben Sie den rechten Arm unter das rechte Bein, den linken Arm unter das linke Bein.
Heben Sie nun beide Beine hoch und kreuzen Sie die Füße übereinander.
Bleiben Sie solange bewegungslos sitzen, solange es für Sie angenehm ist.
Lösen Sie die Stellung behutsam, und ruhen Sie sich auf dem Rücken liegend einige Zeit aus.

Gewebe und Organe des Unterleibes werden besser durchblutet. Diese Übung ist dafür bekannt, daß sie bei Mann und Frau die geistige und körperliche Potenz bis ins hohe Alter erhält.

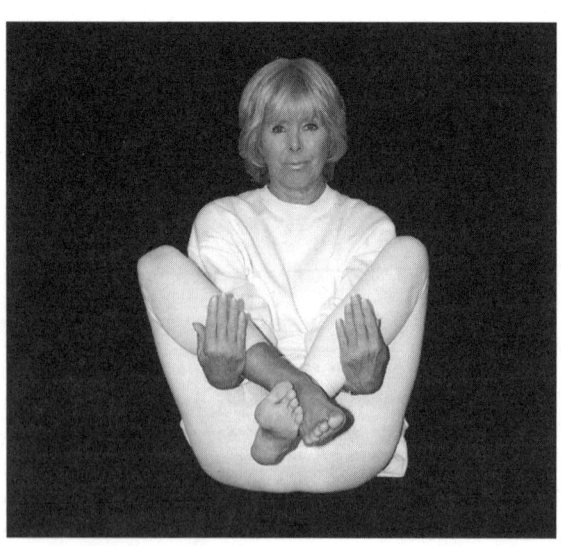

Fingerübung

Setzen Sie sich auf einen Stuhl. Halten Sie Ihre Hände locker im Schoß.
Pressen Sie den Daumen der rechten Hand und den Zeigefinger der rechten Hand fest zusammen. Langsam wieder öffnen.
Dann Daumen und Mittelfinger – langsam öffnen.
Daumen und Ringfinger – langsam öffnen.
Daumen und kleiner Finger – langsam öffnen.
Wiederholen Sie das zehnmal mit der rechten Hand und dann zehnmal mit der linken Hand.

Durch diese Fingerübung kann die Beweglichkeit der Finger gesteigert werden. Die anfänglichen Schmerzen beruhigen sich nach einiger Zeit.

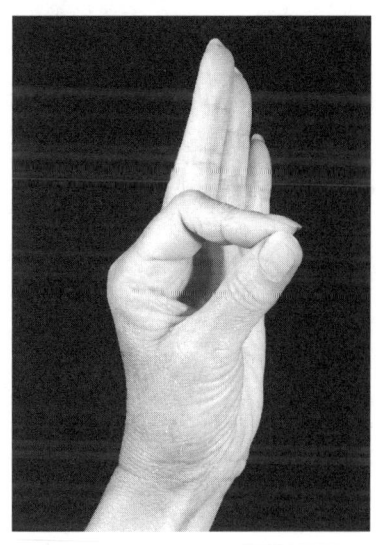

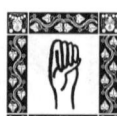

Fingerübung

Setzen Sie sich auf einen Stuhl. Legen Sie Ihre Hände in Ihren Schoß.
Legen Sie Ihre Daumen in Ihre Handinnenfläche.
Legen Sie Ihre Zeigefinger über die Daumen, und halten Sie sie dort fest.
Jetzt legen Sie Ihre Mittelfinger über Ihre Daumen.
Die Ringfinger über Ihre Daumen.
Und ihre kleinen Finger über die Daumen, bis zwei Fäuste geformt sind.
Danach öffnen Sie in gleicher Reihenfolge die Finger, bis alle Finger wieder gestreckt sind, auch Ihre Daumen.

Auch wenn die Übung unbequem und schmerzhaft ist, gibt sie den Fingern die größtmögliche Beweglichkeit zurück.

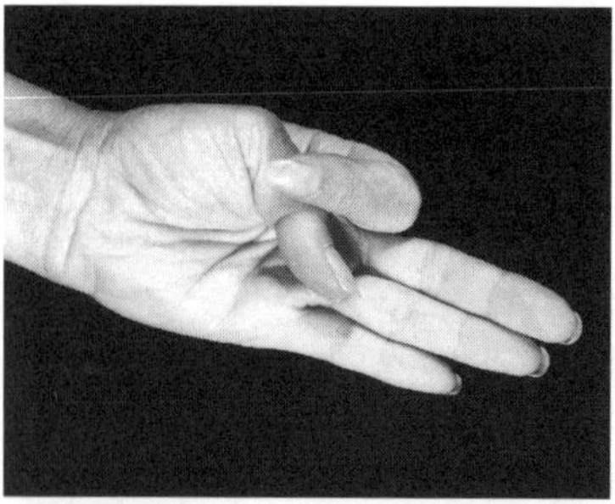

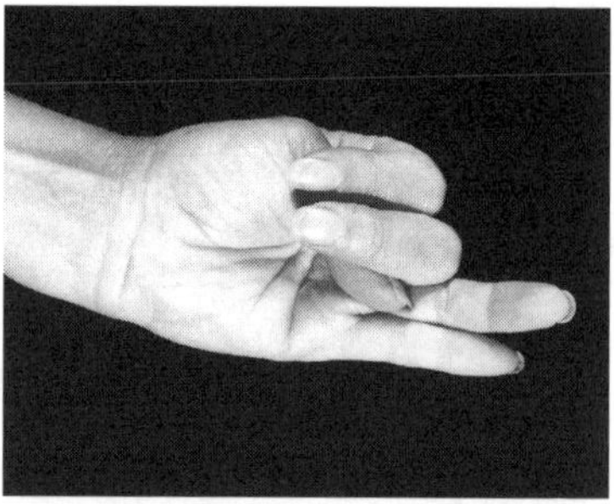

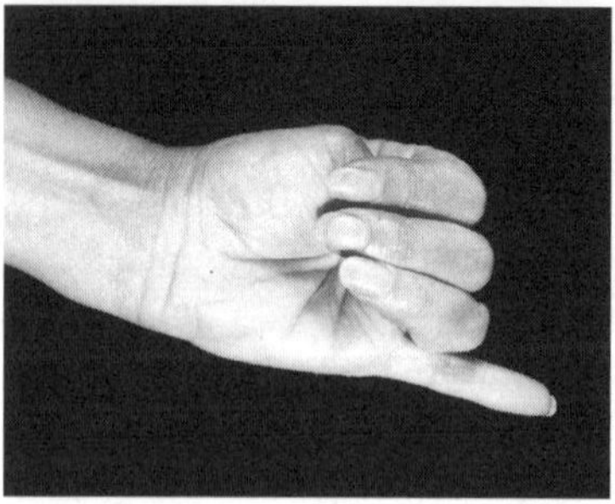

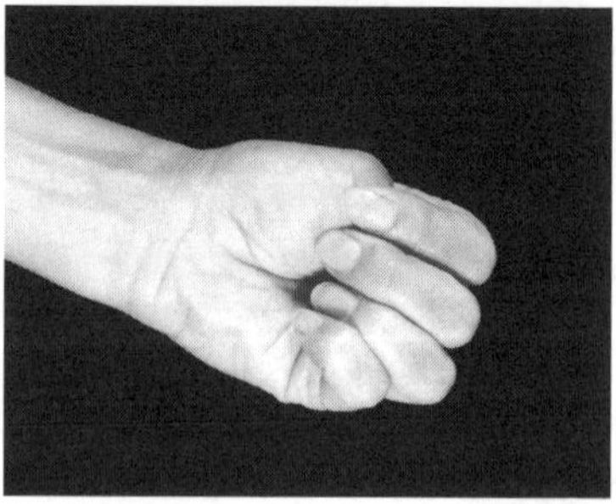

Frosch

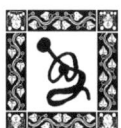

Knien Sie sich auf den Boden. Die Fersen sollen geschlossen sein. Legen Sie Ihre Handflächen genau über den Nabel. Sie atmen nur durch die Nase aus und ein.
Beugen Sie sich weit nach vorne, so, als wollten Sie sich wie eine Muschel schließen. Noch hängt der Kopf nach unten.
Heben Sie nun Ihren Kopf hoch. Schließen Sie ganz bewußt die Blutzufuhr zum Kopf, und lassen Sie alle Energie direkt zum Nabel fließen. Die Augen blicken geradeaus, und Sie verweilen bewegungslos in dieser Position, solange es Ihnen angenehm ist. Dann senken Sie behutsam Ihren Kopf, lösen die Stellung und legen sich kurz zum Ausruhen auf den Rücken.

Eine Wohltat für jeden Menschen, der kurzatmig ist und unter Atembeschwerden leidet. Die Übung wird einmal täglich ausgeführt, so lange, wie Sie es ohne Beschwerden angenehm finden.

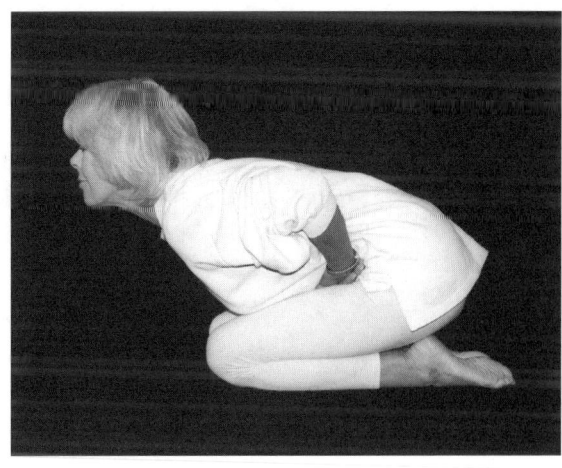

Fußbrückestärkende Übung

Setzen Sie sich auf den Boden, und strecken Sie das rechte Bein hoch. Das Bein ist durchgestreckt wie ein Stück Holz. Trotzdem versuchen Sie, die Zehen locker zu halten und sie ganz weit zu spreizen. Fünfmal. Dann das linke Bein ebenso gerade ausstrecken und die Zehen weit spreizen.

Wieder das rechte Bein heben. Ganz gerade durchgestreckt. Jetzt ballen Sie die Zehen ununterbrochen ganz fest zusammen, solange Sie es aushalten. Fünfmal. Dann dasselbe mit dem linken Bein.

Wieder strecken Sie das rechte Bein durch. Jetzt beugen Sie den Rist Ihres Fußes so weit nach unten, wie es nur irgendwie geht. Fünfmal. Dann das andere Bein mit derselben Übung fünfmal.
Nachher ein wenig ausruhen und entspannen.

Wenn diese Fußübungen jeden Tag nach dem Aufstehen und vor dem Schlafengehen geübt werden, kann man einen Senkfuß und Plattfuß mit der Zeit tatsächlich heilen. Oft kann man schon nach einigen Wochen

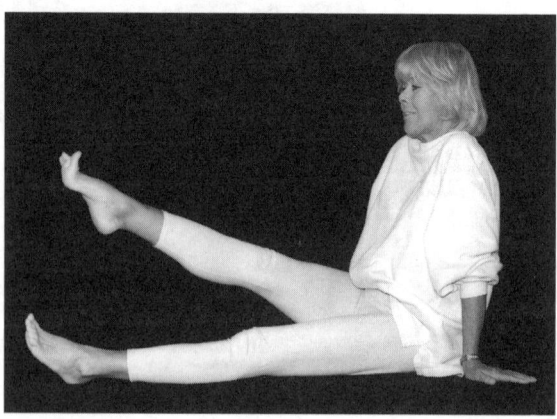

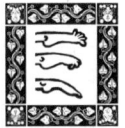

auf die Schuheinlagen verzichten, da sich die Fußbrücke gestärkt hat und nicht mehr zusammensackt.
Ihre Füße sind die Bereifung Ihres Körperfahrzeuges. Sie fahren mit schmerzenden Haltungsbeschwerden durch Ihr Leben, wenn Sie nicht für eine erstklassige Bereifung sorgen. Zeige mir deine Füße, und ich sage dir, wie gut du stehst und gehst.

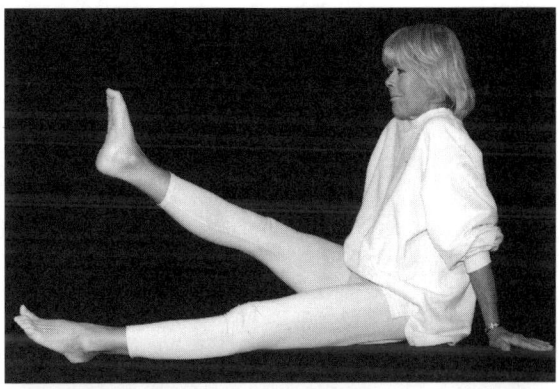

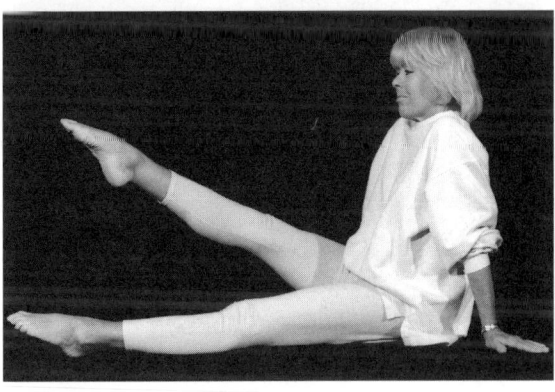

Fußstärkung

Stehen Sie barfuß mit geschlossenen Beinen.
Wippen Sie zwanzigmal auf den Fußspitzen.

Gehen Sie zwanzig Schritte auf den Fußspitzen.

Gehen Sie zwanzig Schritte auf den Fersen.

Gehen Sie zwanzig Schritte auf den Außenkanten der Fußsohlen.

Legen Sie sich auf den Boden, Beine ausgestreckt, die Hände unter dem Kopf verschränkt.

Kreisen Sie nur mit Ihren Füßen nach außen zehnmal, dann nach innen zehnmal.

Heben Sie die Zehenspitzen, und spreizen Sie dabei die Zehen weit auseinander. Drücken Sie dann die Zehenspitzen nach unten und schließen dabei die Zehen. Während der Übungen bleiben die Fersen auf dem Boden liegen.

Durch diese Übungen können bereits bestehende Fußbettbeschwerden wesentlich gebessert und sogar behoben werden.

Ganzheitsstellung

Legen Sie sich auf den Rücken.
Heben Sie Ihre Beine hoch und legen Sie sie hinter Ihrem Kopf auf den Boden.
Nehmen Sie mit der rechten Hand die rechte Zehe und mit der linken Hand die linke Zehe, und halten Sie sie fest.
Atmen Sie ganz flach und ruhig durch die Nase aus und ein, und bleiben Sie so lange in dieser Stellung, wie es Ihnen angenehm ist.
Dann rollen Sie sich behutsam und langsam über den Rücken herunter ab und ruhen sich einige Augenblicke lang aus.

Gegen Altern, gegen Körpergeruch und alle Hautkrankheiten eine wunderbar wirksame Übung. Gegen Asthma, gut zur Augendurchblutung. Halserkrankungen und Mandelerkrankungen sprechen gut darauf an.

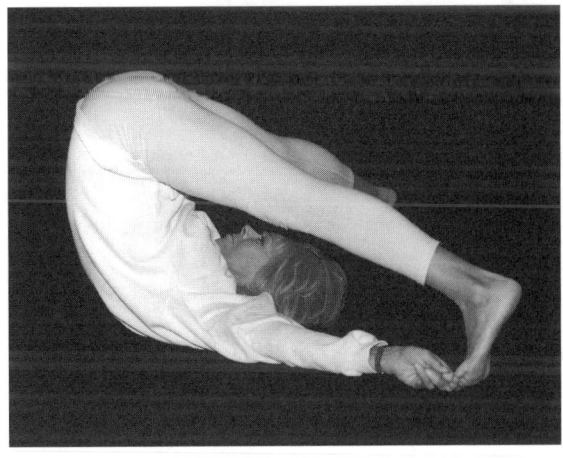

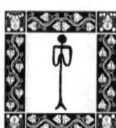# Gebet

Stehen Sie vollkommen bewegungslos. Die Beine sind geschlossen.
Legen Sie die Handflächen zusammen wie zum Gebet.
Drücken Sie die Daumen leicht gegen das Brustbein, Ihre Unterarme liegen am Oberkörper an.
Konzentrieren Sie sich auf das, was für Sie das höchste Prinzip bedeutet.
Atmen Sie ganz ruhig durch die Nase aus und ein, und versuchen Sie, nicht zu wackeln. Versuchen Sie, den Gemütszustand des höchsten göttlichen Prinzips zu erreichen. Dann lockern Sie die Haltung der Hände und Unterarme.
Stehen Sie so lange im Gebet, wie es Ihnen ohne Beschwerden möglich ist. Lösen Sie die Arme behutsam, und ruhen Sie ein wenig aus, indem Sie sich auf den Rücken legen.

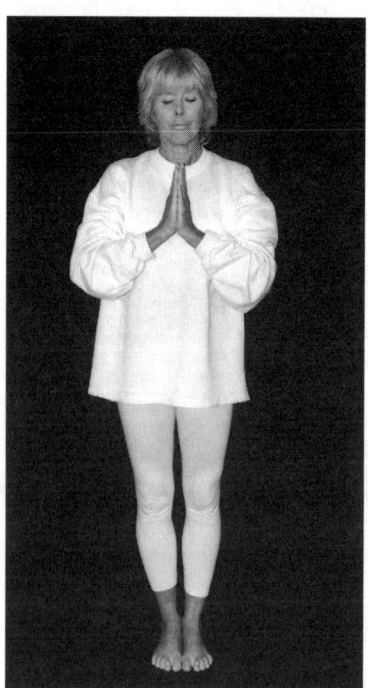

Diese Übung erhöht die Konzentrationskraft und ist ein unfehlbares Mittel, die Verbindung zum eigenen, innersten Selbst herzustellen.
Diese Übung kann auch sitzend ausgeführt werden. Sie führt zu tiefem anhaltenden Frieden. Diese Übung gibt dem Übenden die Kraft, über alle weltlichen Leidenschaften zu triumphieren.

Gefäßübung

Stellen Sie Ihre Füße in einer geraden Linie hintereinander. Strecken Sie einen Arm nach hinten, den anderen nach vorn aus, und nehmen Sie die Haltung einer ägyptischen Wandfigur ein.
Öffnen Sie den Mund, und strecken Sie die Zunge, so weit es Ihnen möglich ist, heraus. Den Blick richten Sie dabei auf das allsehende Auge zwischen den Augenbrauen.
Stehen Sie in dieser Position bewegungslos, und atmen Sie ruhig durch die Nase aus und ein. Stehen Sie so lange, wie es Ihnen angenehm ist.
Lockern Sie behutsam die Arme, und nehmen Sie die gleiche Position auf der anderen Seite ein. Wiederholen Sie die Übung.
Ruhen Sie sich nachher liegend kurze Zeit aus.

Jede Haut wird glatt und schön, wenn Sie diese Übung längere Zeit ausführen. Manche Kosmetik gehört meiner Meinung nach in den Papierkorb. Geschwollene Augenlider, Tränensäckchen, Rötungen und empfindliche Haut gäbe es nicht.

Bei dieser Übung darf die Zunge nicht herausgestreckt werden, wenn Sie schon einmal das Kiefergelenk ausgerenkt hatten. Die Übung wird dann ohne Zungeherausstrecken ausgeführt.

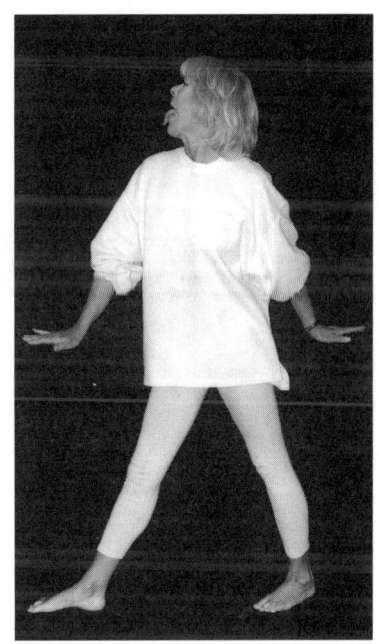

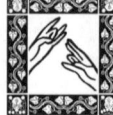 # Gelenk-Mudrā

Dieses Mudrā machen Sie mit beiden Händen.
Der Daumen Ihrer rechten Hand berührt die Fingerspitze des rechten Ringfingers.
Der Daumen der linken Hand berührt die Fingerspitze Ihres linken Mittelfingers.
Bequem liegend oder sitzend gewöhnen Sie die Finger an die neue Stellung. Erst dann strecken Sie Ihre freien Finger der beiden Hände geradeaus.
Diese Handstellung wird fünfzehn Minuten geübt, und das viermal täglich.

Sie selbst zwingen den heiligen Lebensstrom in sich dazu, gebändigt durch die Handstellung wie die heiligen sieben Flüsse durch alle Ihre Gelenke hindurchzufließen. Sie müssen es nicht nur fühlen, Sie müssen es mit Ihrem inneren Auge sehen und sich daran freuen, daß Ihre Gelenke von heiligen Strömen geistiger Energie gereinigt werden.

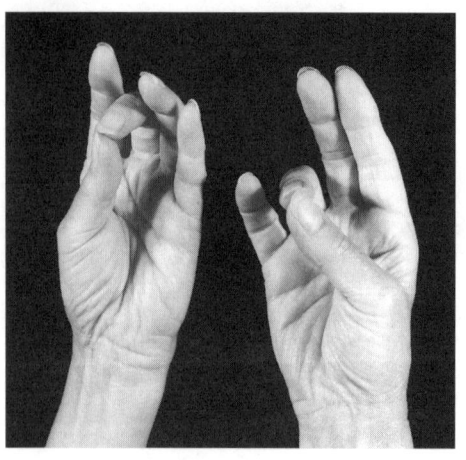

Gesegnete Stellung

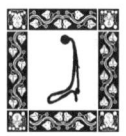

Setzen Sie sich so, daß die Fersen das Gesäß berühren.
Halten Sie mit der rechten Hand den rechten großen Zeh fest und mit der linken Hand den linken großen Zeh.
Senken Sie das Kinn, und pressen Sie es auf das Brustbein.
Blicken Sie mit den Augen auf die Nasenspitze.
Verharren Sie in dieser Position, solange es Ihnen möglich ist. Anfangs vielleicht zwanzig Atemzüge lang. Später einhundertfünfzig Atemzüge.
Die Übung wird einmal ausgeführt. Ihre heilige Wirksamkeit ist davon abhängig, wie lange Sie die Übung ausführen können.
Nachdem die Übung beendet ist, langsam aufstehen und sich einige Zeit entspannt ausruhen.

Man sagt von dieser heiligen Stellung, daß sie Todeskrankheiten heilt.

Bei Knieverletzungen ist diese Übung verboten. Ebenso bei schmerzhafter Gelenksarthrose.

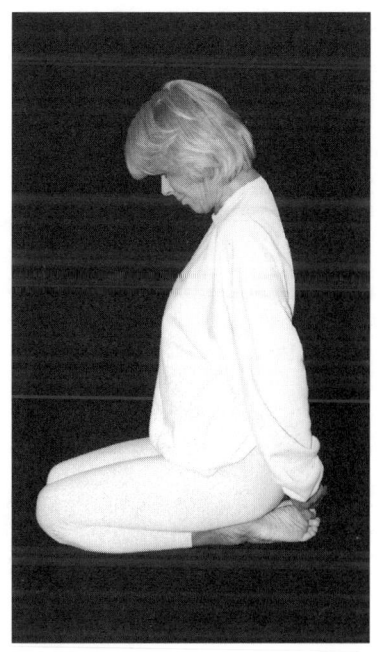

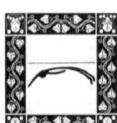

Halbmond

Legen Sie sich auf den Rücken.
Strecken Sie Arme und Beine aus, den rechten Arm lassen Sie langsam nach links hinübergleiten. Auch Ihre Beine gleiten nach links. Dann legen Sie den linken Arm an die linke Körperseite.
Drehen Sie behutsam den Kopf nach rechts. Bleiben Sie jetzt so liegen und verfolgen Sie, wie Ihr Atem gleichmäßig durch die Mondsichel fließt. Liegen Sie, solange es Ihnen angenehm ist (mindestens zwanzig Atemzüge).
Lösen Sie die Position langsam, ruhen Sie sich kurze Zeit aus. Dann wiederholen Sie die Übung auf der anderen Seite.

Durch diese Übung wird das vollkommene Gleichgewicht der Körperhaltung sanft wiederhergestellt. Es ist eine zarte Dehnung, die jedoch ohne Belastung stattfindet. Das ruhige Atmen sorgt für eine vermehrte Durchblutung der Muskeln.

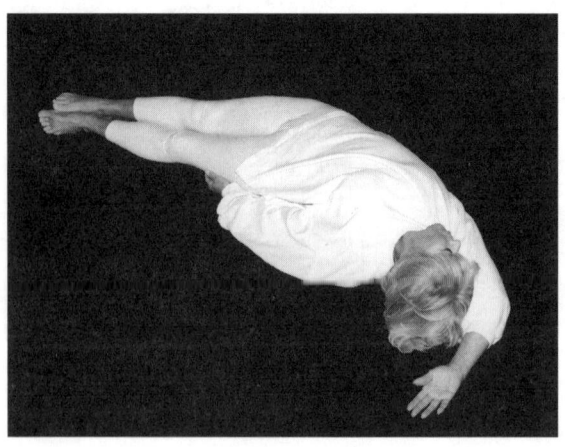

Halsmuskelstärkende Übung

Legen Sie sich auf den Rücken. Die Arme liegen rechts und links Ihres Körpers. Die Knöchel sind geschlossen.
Heben Sie nun Ihren Kopf hoch. Versuchen Sie, ob Sie mit dem Kinn das Brustbein erreichen. Gleichzeitig heben Sie die Zehen hoch, so daß Sie zu Ihrem Gesicht zeigen. Verharren Sie in dieser Position, solange es Ihnen angenehm ist, dann entspannen Sie sich vollkommen.

Sie lassen nun Ihren Kopf ganz locker von der Mitte nach rechts rollen – fühlen Sie die Länge der Halsmuskeln. Den Kopf in die Mitte zurück. Dann lassen Sie Ihren Kopf ganz locker nach links rollen – fühlen Sie die Länge der Halsmuskeln. Rollen Sie den Kopf einige Male behutsam nach links und nach rechts wie eine schwere Kugel.
Nun beginnen Sie wieder mit der oberen Übung. Sie heben den Kopf mit dem Kinn zum Brustbein, die Zehen ziehen Sie Richtung Kopf. Wiederholen Sie diesen Ablauf insgesamt fünfmal.

Durch das Anspannen und Lockern der Halsmuskeln werden Verspannungen und die dadurch entstandenen Muskelverkürzungen behutsam gelöst.

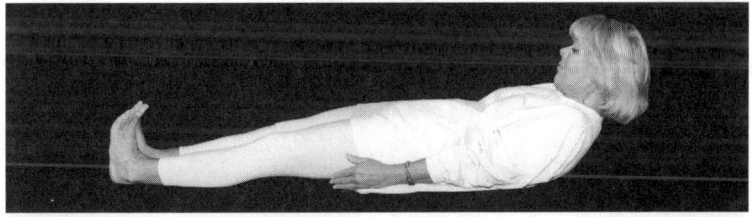

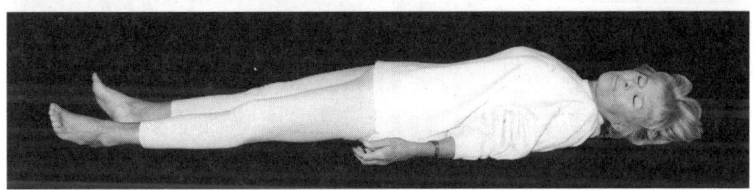

Halswirbelbereichstärkende Übung 134

Setzen Sie sich gerade auf einen Stuhl. Rücken gerade, nicht anlehnen. Machen Sie mit Ihren Händen eine Faust, und legen Sie die Fäuste unter Ihr Kinn. Ohne sich zu bewegen, drücken Sie das Kinn gegen die Fäuste, die Fäuste gegen das Kinn. Dann lockern und das Ganze fünfmal hintereinander wiederholen.

Legen Sie Ihre Handflächen eine über die andere und legen die übereinandergelegten Hände auf Ihre Stirn. Drücken Sie Hände gegen Stirn, Stirn gegen Hände. Lockern, dann fünfmal wiederholen.

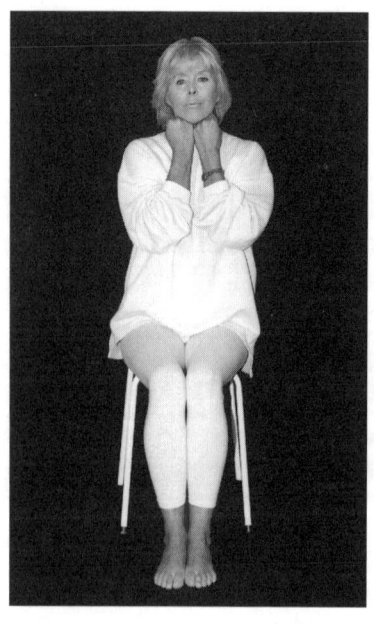
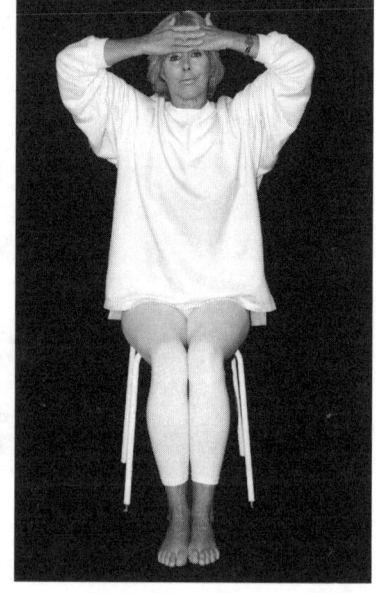

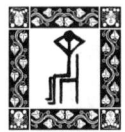

Verschränken Sie Ihre Finger, und legen Sie die Hände an den Hinterkopf. Drücken Sie Hinterkopf gegen Hände, Hände gegen Hinterkopf. Lockern. Dann fünfmal wiederholen.

Legen Sie Ihre rechte Hand gegen die linke Kopfseite. Drücken Sie Kopfseite gegen Hand und Hand gegen Kopfseite. Lockern. Dann fünfmal wiederholen. Legen Sie dann die linke Hand gegen die rechte Kopfseite. Lockern. Dann fünfmal wiederholen.

Geschwächte Muskeln werden so gekräftigt, ohne belastet zu werden. Die Übungen schaffen die Voraussetzung, daß man sich bald wieder gern und schmerzfrei bewegt.

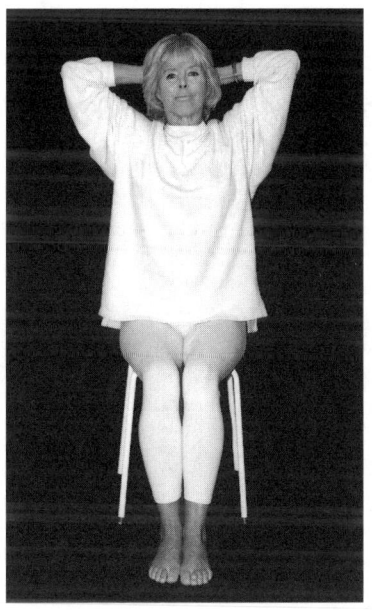
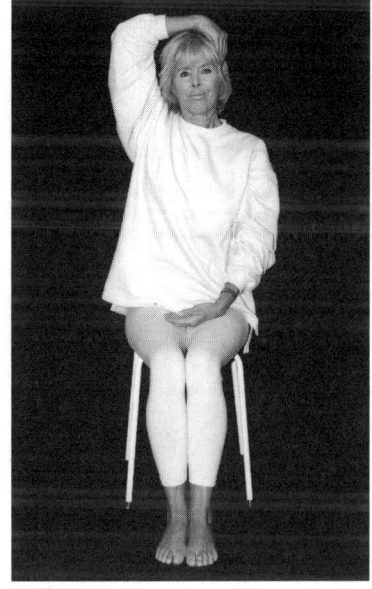

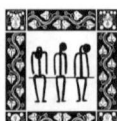 # Halswirbelübung

Sitzen Sie mit geradem Rücken auf einem Stuhl, und schließen Sie Ihre Augen. Fühlen Sie sich ganz ruhig.
Bewegen Sie den Kopf locker nach vorn, lassen Sie ihn hängen wie eine schwere Rosenknospe, deren Halsstengel weich nachgibt. Ihr Kinn berührt das Brustbein.
Fühlen Sie, wie die Rückenmuskeln sich dehnen und Wärme den ganzen Rücken durchströmt. Holen Sie Ihren Kopf langsam in die Mitte zurück.
Dann lassen Sie den Kopf ganz weich nach hinten sinken. Fühlen Sie, wie sich die Muskeln im vorderen Schulterbereich dehnen und Wärme Sie durchströmt. Langsam holen Sie Ihren Kopf zurück.

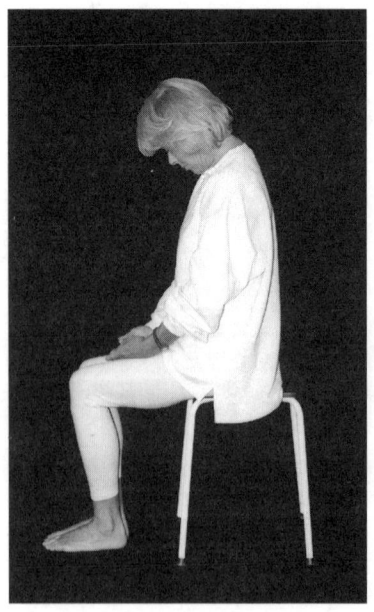
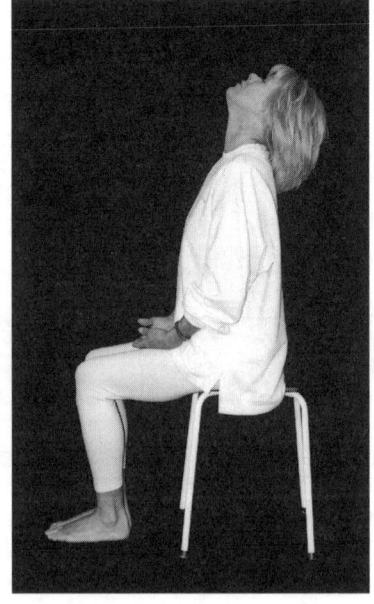

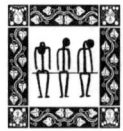

Dann drehen Sie Ihren Kopf nach rechts wie eine Sonnenblume, die sich immer nach der Sonne dreht. Kommen Sie behutsam zurück, und drehen Sie den Kopf auf die andere Seite. Fühlen Sie, wie die Muskeln sich im vorderen und hinteren Bereich der Schultern dehnen und Wärme Sie durchströmt.

Jetzt bewegen Sie den Kopf so nach rechts, als wollte Ihr Ohr die rechte Schulter berühren. Die Schwere des Kopfes dehnt Ihre Halsmuskeln sanft, und Wärme durchströmt Sie. Kehren Sie in die Mitte zurück, und wiederholen Sie das gleiche auf der linken Seite.

Anfangs jede Übung einmal, späteres Endziel fünfmal.

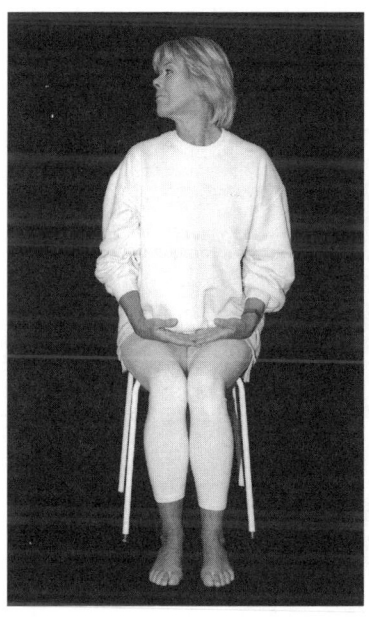
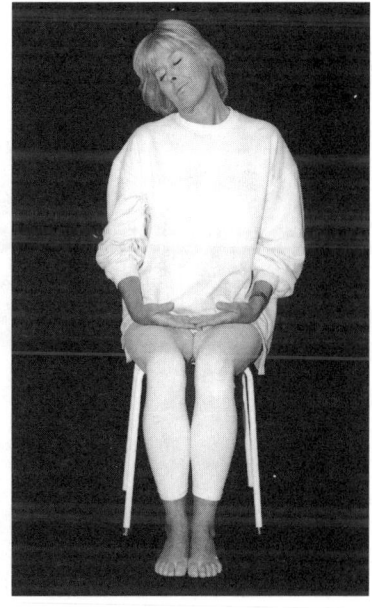

# Haltungsbegradigende Übung — 138

Sie liegen auf dem Bauch. Arme und Beine ein wenig auseinander.
Legen Sie Ihren Kopf so auf die Decke, daß die rechte Gesichtshälfte auf dem Boden liegt.
Heben Sie nun den rechten Arm ein wenig hoch, die Hand geht automatisch mit, und atmen dabei aus. Atmen Sie ein, und senken Sie den Arm. Ausatmen hochheben – einatmen senken. Wiederholen Sie das zwanzigmal mit dem rechten Arm.
Heben Sie nun den linken Arm. Ausatmen hochheben – einatmen senken. Wiederholen Sie das zwanzigmal.
Heben Sie jetzt den rechten Arm und das rechte Bein gleichzeitig hoch. Ausatmen – hochheben. Einatmen – senken. Wiederholen Sie das zwanzigmal.

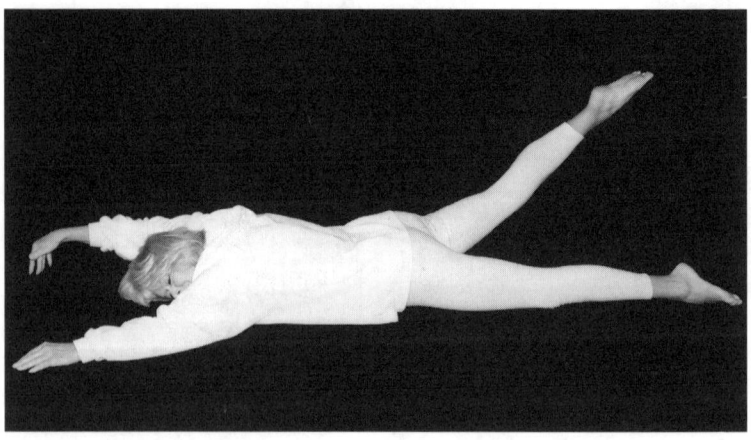

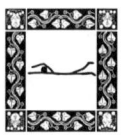

Legen Sie sich behutsam auf den Rücken, und ruhen Sie sich aus. Fühlen Sie, wie Ihr Körper aufliegt. Fersen, Hüfte, Wirbelsäule, Schulter.
Nun legen Sie sich wieder auf Ihren Bauch. Die linke Gesichtshälfte liegt jetzt auf der Decke.
Wieder heben Sie den rechten Arm hoch, während Sie ausatmen und senken ihn, während Sie einatmen.
Sie wiederholen den gleichen Übungsablauf wie oben, nur liegt jetzt ihre linke Gesichtsseite auf der Decke.
Beenden Sie die Übung sehr behutsam, und ruhen Sie sich nachher immer ein wenig aus.

Die Wirbelsäule wird durch diese Übung länger. Sie fühlen beim Heben der Arme, daß der Kraftaufwand einzig von den Schultergelenken und den Hüftgelenken kommt. Die Rückenmuskulatur wird gestärkt. Vergessen Sie niemals: Unnütze Anstrengung macht den Körper kürzer. Nach aktivem Sport als Ausgleich diese Übung zum Verwöhnen Ihres Körpers.

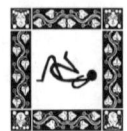

Haltungsübung
Oberschenkel

Sie liegen vollkommen entspannt auf dem Rücken. Ihre Beine sind angewinkelt. Sie atmen ruhig und gleichmäßig durch die Nase aus und ein. Ihre Hände liegen ganz locker rechts und links auf der Brust.
Mit dem Ausatmen heben Sie das rechte Bein, heben Ihre Beckenschale von der Taille an hoch und versuchen, mit dem Knie die rechte Hand zu berühren. Ihre Hände bleiben dabei ruhig auf der Brust liegen.
Mit dem Ausatmen senken Sie Bein und Beckenschale. Stellen Sie das Bein wieder auf den Boden.
Ausatmen: Becken heben und Knie zur Brust; Einatmen: Becken senken, Fuß zurückstellen. Einmal rechtes Bein, einmal linkes Bein. Fahren Sie mit der ruhigen Atmung und der gleichzeitigen Auf- und Abbewegung fort. Üben Sie diesen Bewegungsablauf zwanzigmal, später vierzigmal.

Diese Übung formt Ihr Gesäß klein und fest. Macht Oberschenkel schlank und vertreibt unerwünschte Wölkchen im Oberschenkelgewebe.

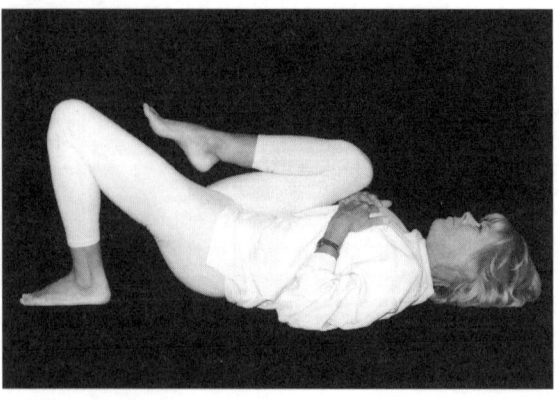

Haut-Mudrā

Sitzen Sie entspannt auf einem Stuhl. Die Hände liegen mit den Handinnenflächen nach oben in Ihrem Schoß. Auch im Bett liegend kann diese Handstellung geübt werden.
Legen Sie die Daumen auf die Ringfinger beider Hände. Die anderen Finger strecken Sie entspannt aus. Mit dem Daumen, der auf dem Nagel des Ringfingers mit leichtem Druck aufliegt, bilden Sie einen Energiering.
Fühlen Sie, wie aus den Fingerspitzen Ihrer Hände Energie hinauffließt in die Mitte Ihres Kopfes und zurückströmt.
Schließen Sie die Augen und geben Sie sich ganz entspannt und müde diesem Gefühl des Strömens hin. Beenden Sie die Übung, indem Sie die Hände lockern. Am besten machen Sie das Mudrā fünfzehn Minuten oder beim Einschlafen.

Diese Handstellung reinigt, strafft und erhält die Elastizität Ihrer Haut. Ebenso kräftigt sie Nägel, Haare, Muskeln, Knochen und verstärkt Ihren Geruchssinn.

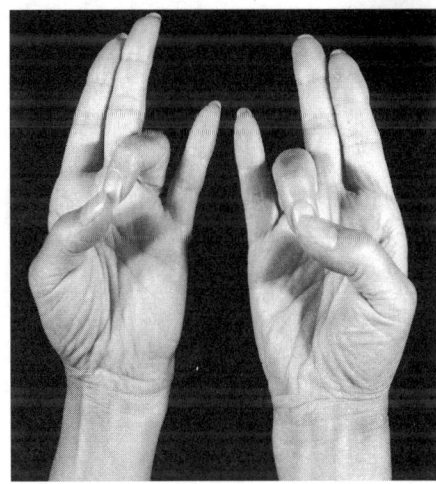

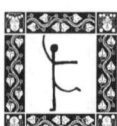

Heiliger Feigenbaum

Stehen Sie mit geschlossenen Beinen. Heben Sie das linke Bein nach hinten.
Strecken Sie den rechten Arm nach oben, den linken Arm strecken Sie seitlich aus.
Strecken Sie Ihren Oberkörper gerade nach oben, als wollten Sie sich stolz aufrichten. Verweilen Sie in dieser Position, solange es ohne Beschwerden möglich ist. Dann lösen Sie die Stellung behutsam.
Jetzt die andere Seite. Heben Sie das rechte Bein nach hinten. Strecken Sie den linken Arm nach oben und den rechten Arm seitlich. Stehen Sie, solange es Ihnen angenehm ist. Langsam Stellung lösen. Ein wenig ausruhen.

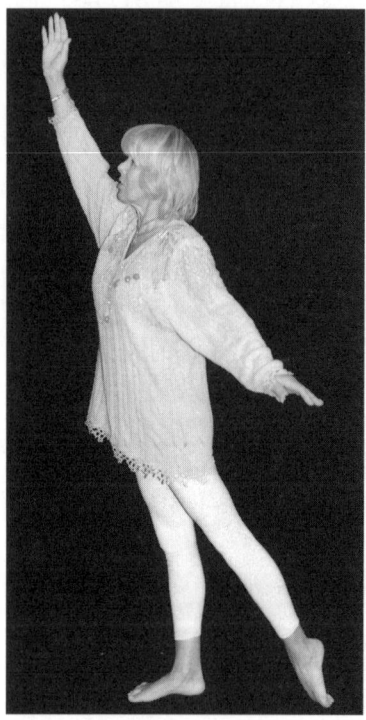

Diese Übung ermöglicht es dem Körper, größere Mengen Sauerstoff aufzunehmen. Dadurch wird vermehrt Kohlendioxid ausgeschieden. Gesundheit und Schönheit sind das Geschenk dieser heiligen Übung.

Heldenpose

Strecken Sie Ihr rechtes Bein nach hinten. Das linke Bein winkeln Sie an. Ballen Sie Ihre Hände zu Fäusten, der Daumen liegt innen.
Legen Sie die rechte Faust auf Ihren Nabel. Den linken Arm strecken Sie geradeaus, als wollten Sie einen Pfeil ins Abendrot schießen. Ihre Augen fixieren einen Punkt, ohne zu blinzeln.
Bleiben Sie so lange in dieser Stellung, wie es Ihnen ohne Beschwerden möglich ist. Dann lassen Sie langsam los und wiederholen die Übung auf der anderen Seite.

Eine unwahrscheinlich wirksame Übung gegen Müdigkeit. Sie schenkt einem Menschen Ausgeglichenheit und Gelassenheit allen Dingen gegenüber.

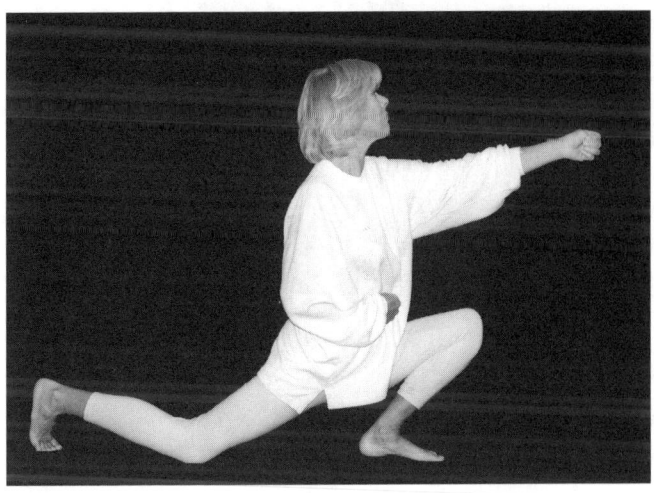

Hirtenstab

Legen Sie sich auf den Boden, die Hände sind unter dem Hinterkopf verschränkt. Beide Beine sind angewinkelt.
Heben Sie das linke Bein hoch. Das Knie soll ganz durchgestreckt sein.
Bewegen Sie jetzt nur den Fuß vorwärts und rückwärts. Zehnmal.

Bewegen Sie nur den Fuß im Kreis nach außen. Zehnmal.

Bewegen Sie nur den Fuß im Kreis nach innen. Zehnmal.

Senken Sie behutsam das Bein. Ruhen Sie sich ein wenig mit angewinkelten Beinen aus. Dann heben Sie das rechte Bein und wiederholen die Übung wie oben.

Wenn Sie täglich den Hirtenstab machen, stärkt das nicht nur das Venensystem, sondern macht auch schöne wohlgeformte Beine.

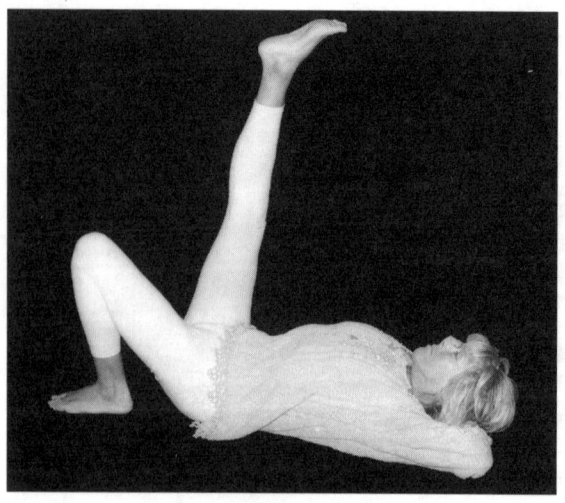

Hockstellung

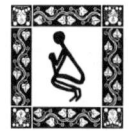

Hocken Sie sich auf den Zehen nieder, heben die Fersen zum Basispunkt (After) und lassen sie dort.
Stützen Sie die Ellbogen auf Ihre Knie.
Falten Sie die Hände, und verharren Sie regungslos, die Gedanken auf das Allerhöchste gerichtet.
Die Körperposition wird einmal ausgeführt. Die Zeitdauer beträgt fünf bis fünfzehn Minuten.

Die Hockstellung lindert Gelenkschmerzen in Füßen und Fingern. Sie vertreibt Unterleibsbeschwerden und erfrischt das Gehirn.

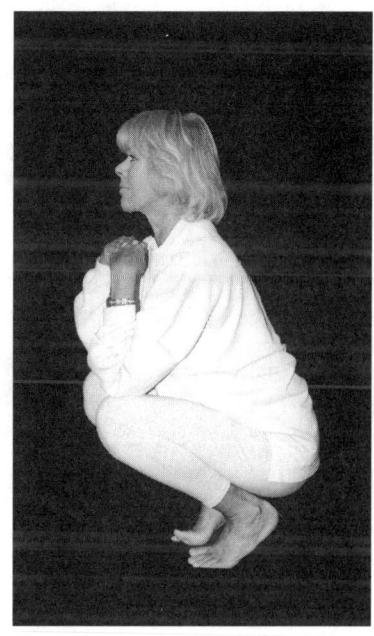

Hüftelockernde Übung — 146

Legen Sie sich mit gestreckten Beinen auf den Rücken.
Nehmen Sie mit beiden Händen ein Bein am Kniegelenk, ziehen es an Ihre Brust und strecken gleichzeitig die Zehen durch wie ein Ballettänzer.
Verweilen Sie einige Zeit in dieser Stellung, ca. zwanzig Atemzüge.
Legen Sie das Bein wieder behutsam auf den Boden, und wiederholen Sie die gleiche Übung mit dem anderen Bein.

Dann nehmen Sie beide Knie in die Hände und versuchen, die Knie den Achselhöhlen nahe zu bringen. Wieder strecken Sie beide Füße wie ein Ballettänzer durch.
Verweilen Sie in dieser Position, ca. zwanzig Atemzüge.
Dann legen Sie sich zurück, strecken sich gerade aus und entspannen sich einige Zeit, bevor Sie aufstehen.

Diese Übung begradigt auf Dauer die Schrägstellung der Hüftschale und entlastet dadurch schmerzende Hüftgelenke.

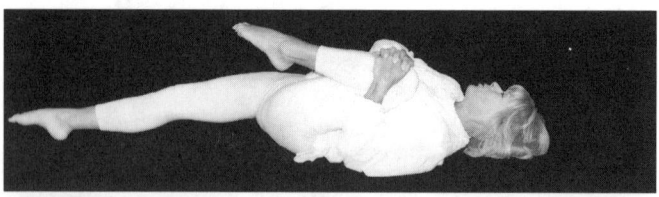

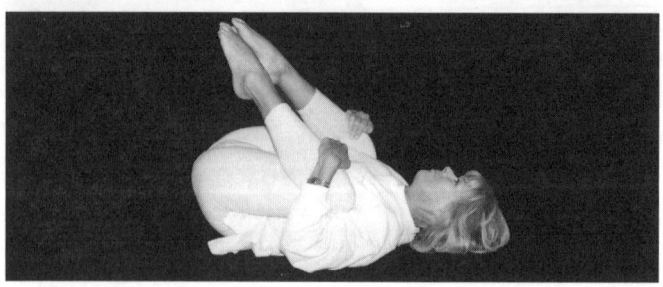

Hüftgrätsche

Legen Sie sich auf Ihre Übungsdecke, und ziehen Sie beide Knie an.
Lassen Sie jetzt das rechte angewinkelte Bein nach rechts außen sinken.
Nur soweit es leicht nach unten fällt. Auf keinen Fall nachdrücken.
Wiederholen Sie das, so entspannt wie es Ihnen möglich ist, zehnmal.
Ruhen Sie sich kurz aus.
Dann lassen Sie das linke angewinkelte Bein nach links außen fallen.
Auch das wiederholen Sie zehnmal.
Nach der Übung können Sie, am Boden liegend, mit den Beinen radfahren. Dabei bleibt der Kopf entspannt am Boden liegen.

Sie werden erstaunt feststellen, daß nach täglichem Üben die Beine immer leichter und lockerer bewegt werden können.

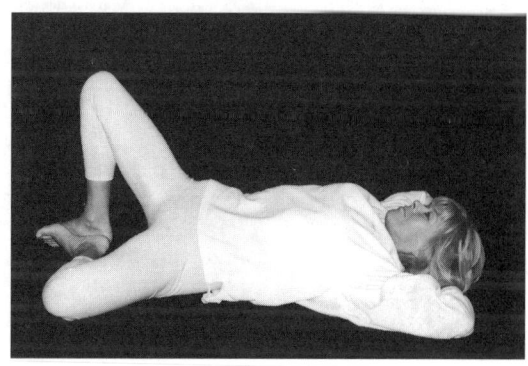

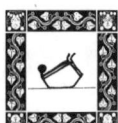

Kamel

Legen Sie sich auf den Bauch auf Ihre Übungsdecke. Beugen Sie die Knie, und nehmen Sie mit beiden Händen beide Knöchel in die Hand. Atmen Sie ein, und heben Sie gleichzeitig die Beine und Ihren Kopf hoch.
Verharren Sie einige Sekunden in dieser Position, und atmen Sie ganz leicht durch die Nase aus und ein.
Sinken Sie behutsam auf den Boden zurück, und ruhen Sie sich ein wenig aus.
Dann wiederholen Sie diese Übung noch viermal.

Besonders diese Übung stellt ein Gleichgewicht im Stoffwechsel her. Sie beeinflußt die Hormondrüsen und sollte Ihnen deshalb unentbehrlich werden. Die Wirbelsäule bleibt elastisch, und Schmerzen im Unterleib werden behoben. Lange bleibt Ihr Geist frisch und jugendlich.

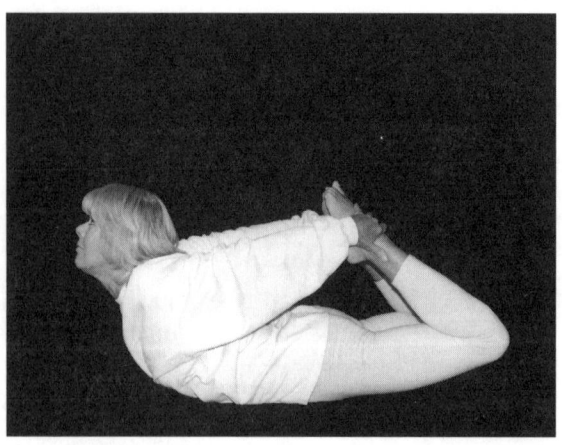

Kerze

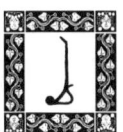

Legen Sie sich auf den Rücken, und stützen Sie Ihren Körper dabei mit den Händen in den Hüften.
Langsam heben Sie beide Beine hoch und strecken sie durch.
Atmen Sie langsam durch die Nase aus und ein. Bleiben Sie so lange in dieser Stellung, wie es Ihnen angenehm ist. Dann vorsichtig abrollen und sich auf dem Rücken ausruhen.
Anfangs vielleicht fünfzehn Atemzüge, die Sie später bis zu hundert Atemzügen und mehr steigern können.

Die Kerze ersetzt den Kopfstand. Diese Übung erhält den Menschen so jugendlich und potent wie keine andere Yoga-Übung. Sie regelt die Tätigkeit der Geschlechtsdrüsen und der Schilddrüse. Herz, Gehirn, Nieren, Augen, Beingefäße bleiben ausreichend durchblutet. Sie hält den Alterungsprozeß in Grenzen und hilft bei kalten Händen und Füßen.

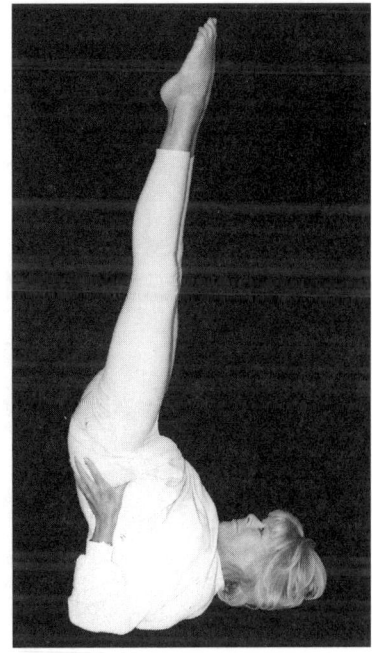

 ## Kiebitz

Legen Sie sich auf den Rücken, und heben Sie Ihre Beine hoch. Strecken Sie die hochgehobenen Beine durch, und fassen Sie mit Ihren Händen die beiden Waden.
Versuchen Sie, Arme und Beine durchzustrecken. Sie ruhen auf dem Schultergürtel und versuchen, ganz ruhig und gleichmäßig durch die Nase zu atmen.
Sie führen die Übung so lange aus, wie es Ihnen angenehm ist, dann rollen Sie sich behutsam gerade aus und ruhen entspannt auf dem Rücken. Fühlen Sie, wie der Energiestrom durch all Ihre Organe fließt und Ihre Knochen eisenhart und Ihre Muskeln geschmeidig und widerstandsfähig bleiben.

Diese Übung schenkt dem Menschen Stärke des Geistes, der Seele und immerwährende Kraft seines Körpers, ebenso eine überdurchschnittlich schöne glatte und gesunde Haut. Sie stärkt das Abwehrsystem ungemein und hat vielen unserer Schüler überraschend viel Kraft und Energie geschenkt.

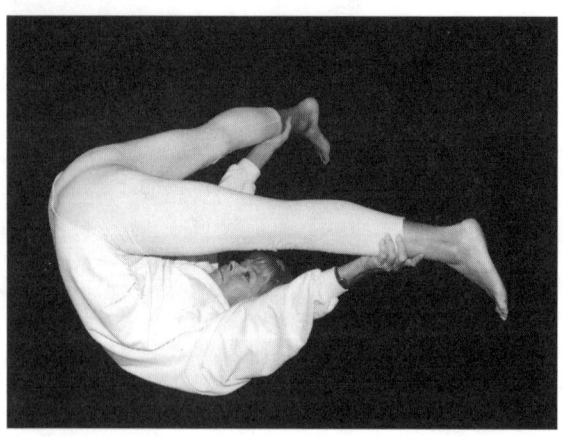

Klopfübung

Stehen Sie gerade mit geschlossenen Beinen barfuß.
Klopfen Sie jetzt einmal rechts mit Schwung mit Ihrer Ferse auf Ihr Gesäß.
Dann mit dem linken Fuß.
Einmal rechts, einmal links. Versuchen Sie, daß die Ferse das Gesäß wirklich berührt – und dabei geradestehen.

Männer und Frauen leiden oft unter Entzündung der Kniegelenke. Der Schmerz beginnt mit Morgensteifheit in den Gelenken. Daher sanft üben – aber stetig!

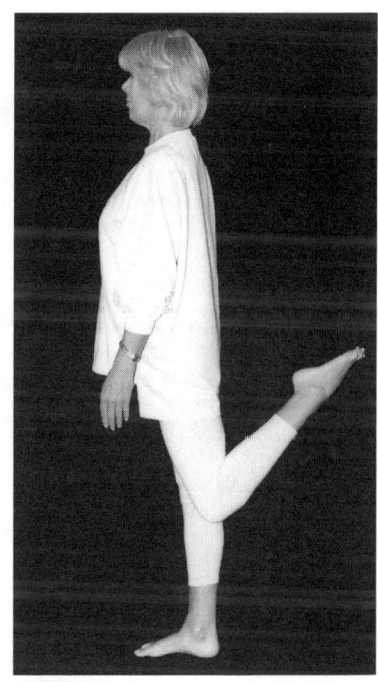

Kniegelenkstärkende Übung

Setzen Sie sich auf einen Tisch. Die Beine hängen vom Knie abwärts.
Heben Sie die Beine jetzt vom Knie aus hoch und ziehen Sie die Zehen zu sich heran.
Die Beine sind jetzt angespannt. Zählen Sie bis acht, dann lassen Sie die Beine wieder sinken.
Beine hochheben, anspannen und die Zehen heranziehen, bis acht zählen, dann die Beine wieder sinken lassen – so fahren Sie jetzt zehn Minuten lang fort.
Wenn Sie die Übung beendet haben, lassen Sie die Beine locker ausbaumeln.

Diese Übung stärkt das Knie, weil die Bänder des Kniegelenkes gestärkt werden. Gleichzeitig stärken Sie den Oberschenkelmuskel. Sehnen und Bänder bewegen jedes Gelenk. Die Bänder beschränken die Bewegung eines Gelenkes auf bestimmte Richtungen. Sie besitzen eine derart große Zugfestigkeit, daß bei Überbeanspruchung eher der Knochen bricht, als ein Band zerreißt. Die Bänder eines Kniegelenks halten einen Zug von über sechs Zentnern aus. Ideale Übung nach Knieoperationen.

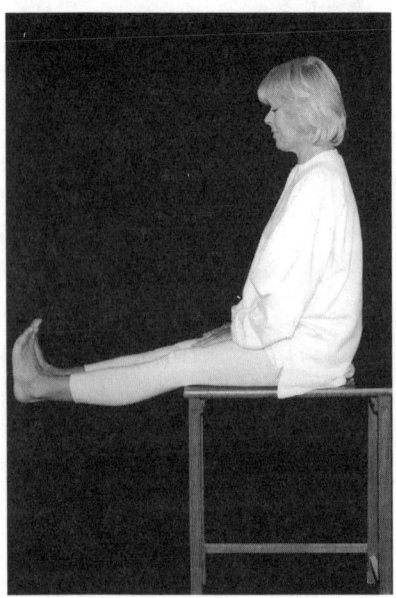

Kniekuß

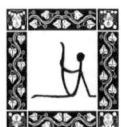

Sitzen Sie mit ausgestreckten Beinen auf einer Übungsdecke. Die Beine sind von den Zehen bis zur Hüfte eine gerade Linie.
Heben Sie jetzt ein Bein ausgestreckt vom Boden hoch. Das andere bleibt gerade am Boden liegen.
Rechtes Bein mit der linken Hand hochheben, wieder senken. Wiederholen Sie das fünfmal.
Linkes Bein mit der rechten Hand hochheben, wieder senken. Wiederholen Sie das fünfmal.

Eine wohltuende Übung bei Beinschmerzen und Hüftschmerzen.

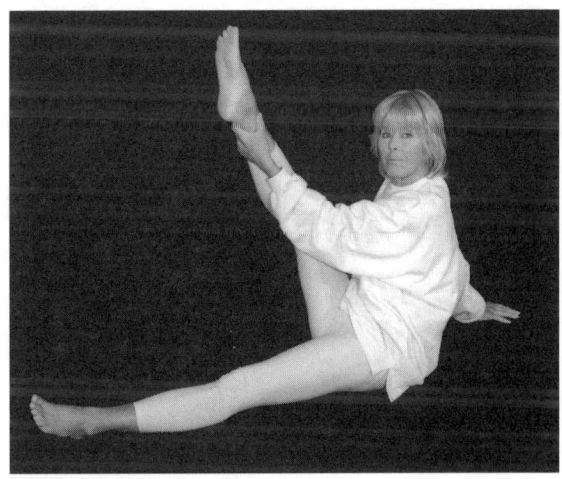

 # Kniekuß mit gespreizten Beinen — 154

Setzen Sie sich auf Ihre Übungsdecke, und grätschen Sie die Beine weit auseinander. Die Beine sind durchgestreckt.
Lassen Sie die Hände rechts und links des rechten Beines hinuntergleiten, und beugen Sie den Kopf, als wollten Sie mit der Stirn das Knie berühren. Verharren Sie in dieser Position eine kurze Zeit, und versuchen Sie, mit Ihrem ganzen Becken den Boden zu berühren. Die Beckenschale soll sich nicht vom Boden abheben.
Kommen Sie langsam hoch, und wiederholen Sie die Übung anfangs zweimal, später fünfmal.
Lassen Sie die Hände jetzt rechts und links des linken Beines hinuntergleiten, und beugen Sie den Kopf so, als wollten Sie mit der Stirn das Knie berühren. Verweilen Sie in dieser Stellung. Wiederholen Sie die Übung zweimal, später fünfmal.
Richten Sie sich langsam auf, und entspannen Sie sich kurze Zeit.

Diese Übung beseitigt Steifheit der Glieder und ist sehr geeignet für schmerzende Beine und für das Becken.

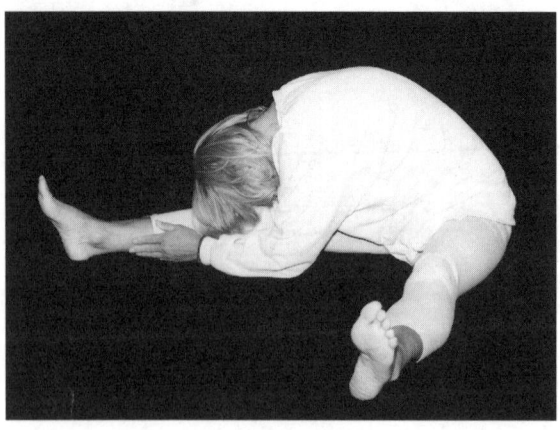

Kobra

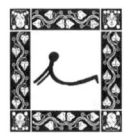

Legen Sie sich auf den Bauch. Die Beine sind geschlossen.
Strecken Sie Ihre Arme aus, und heben Sie mit leicht zurückgelegtem Kopf Ihren Oberkörper mit den Armen so weit hoch, daß nur noch der Nabel den Boden berührt.
Schließen Sie die Augen, öffnen Sie leicht den Mund, und atmen Sie ganz ruhig durch die Nase aus und ein. Üben Sie, solange es Ihnen angenehm ist. Vielleicht anfangs zehn, später zwanzig Atemzüge.
Behutsam legen Sie sich wieder auf den Bauch und ruhen sich aus, indem Sie sich ganz entspannen.

Diese Übung wirkt gegen Rückenschmerzen, Rückgratverkrümmung (Skoliose), Muskelverdrehungen. Sie ist eine Massage für Verdauungsorgane, beseitigt Verstopfung, macht das Rückgrat elastisch, wirkt stark bei Frauenleiden: Fortbleiben der Regel, zu starke Blutung und weißer Ausfluß werden durch diese Übung beseitigt. Sie regt das Herz an und stärkt die Nebenniere. Minderwertigkeitsgefühle und Schüchternheit werden zu Selbstachtung und Zuversicht gewandelt. Tatkraft im Lebenskampf wird aufgebaut.

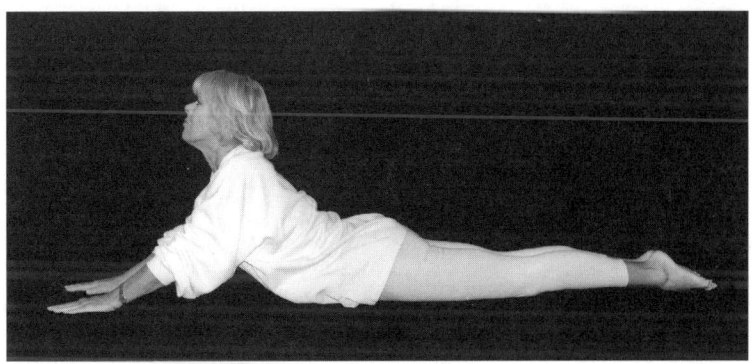

König der Fische

Stehen Sie auf beiden Füßen. Flechten Sie Ihre Arme ineinander, und legen Sie diese in Magenhöhe auf das Nabelgeflecht.
Ziehen Sie Ihre Arme so weit nach links, wie es Ihnen möglich ist, ohne daß unangenehme Spannung entsteht.
Jetzt bringen Sie das linke Knie so weit hoch, daß der linke Oberschenkel den rechten Ellbogen berührt. Machen Sie dies dreimal.
Danach ruhen Sie sich ein wenig aus. Dann verflechten Sie Ihre Finger erneut und legen die Arme in Magenhöhe. Ziehen Sie Ihre Arme so weit nach rechts, wie es Ihnen möglich ist, und bringen das rechte Knie so weit hoch, daß der rechte Oberschenkel den linken Ellbogen berührt. Machen Sie dies dreimal. Danach sollten Sie sich liegend oder bequem sitzend ein wenig erholen.

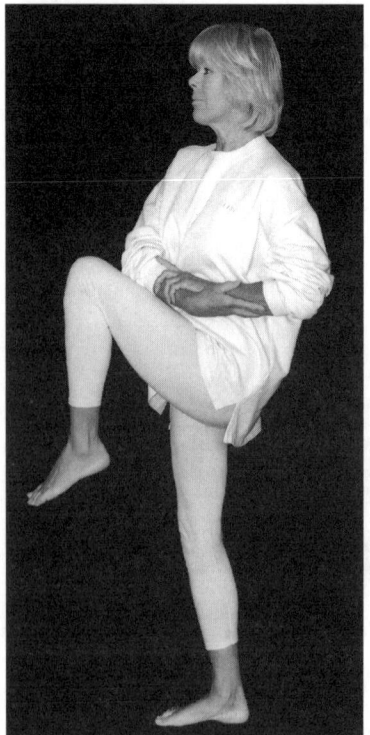

Diese Übung lockert behutsam Schultergelenke und formt den Oberkörper zur Vollkommenheit. Besonders zu beachten ist die ruhige gleichmäßige Atmung, die sich während dieser Übung wie von selbst einstellt.

Kopf-Mudrā

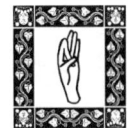

Setzen Sie sich im Schneidersitz auf den Boden oder auf einen Stuhl.
Den Rücken halten Sie gerade, ohne sich anzulehnen.
Ihre Hände legen Sie auf den Oberschenkel. Die Handflächen so offen wie möglich.
Vereinen Sie jetzt den Daumen mit dem Zeigefinger. Sie legen die Daumen auf den Nagel des Zeigefingers, wodurch ein Kreis entsteht, durch den der endlich begrenzte Mensch mit dem unendlich, grenzenlosen Absoluten verbunden ist. Die anderen Fingern spreizen Sie leicht ab.
Mit geschlossenen Augen atmen Sie ruhig durch die Nase aus und ein.
Bleiben Sie bewegungslos so lange sitzen, wie es Ihnen angenehm ist.
Ideal wären fünfzehn Minuten täglich.

Sie können das Kopf-Mudrā auch während des Fernsehens oder dann machen, wenn Ihre Hände nichts zu tun haben, und Sie die Hände entspannt im Schoß oder auf den Oberschenkeln ruhen lassen können.
Hochleistungssportler machen dieses Mudrā zur Ruhigstellung des Geistes vor einem Rennen. Bei Schlafstörungen übt man es liegend vor dem Einschlafen.

Die harmonisierende Wirkung und Heilung geschieht durch eine geheime Zeichensprache, die über das Nervensystem eine Botschaft vom Körper zum Geist sendet.
Nervensystem und Gehirn werden stimuliert. Schlaflosigkeit geheilt, Gedächtnismangel behoben. Die Auffassungsgabe für neue Ideen gestärkt.

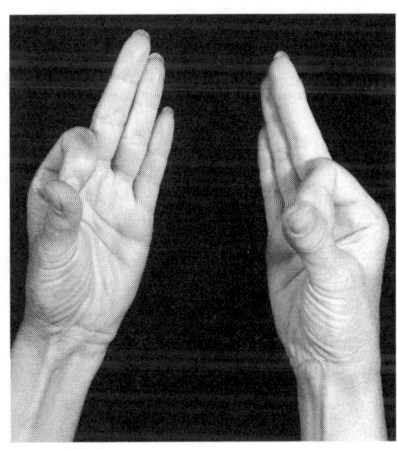

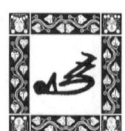

Kräftigungsübung
(Bandscheiben)

Legen Sie sich auf den Rücken. Legen Sie die rechte Hand auf die rechte Schulter, die linke Hand auf die linke Schulter. Die Ellbogen führen Sie zusammen, sie zeigen hinunter zu den Fersen.
Die Beine stehen angewinkelt am Boden.
Grätschen Sie die Beine weit, und ziehen Sie sie so weit wie möglich hoch, während Sie ausatmen. Ziehen Sie sie Richtung Achselhöhle. Mit dem Einatmen stellen Sie die Beine wieder ab.
Ausatmen – Beine weit gegrätscht zu den Achselhöhlen ziehen. Einatmen – Beine wieder abstellen. Wiederholen Sie diesen Bewegungsablauf anfangs zehnmal, später zwanzigmal. Versuchen Sie wie ein Tänzer aus Atmung und Bewegung ein schönes harmonisches Ganzes zu machen.
Ruhen Sie mit ausgestreckten Beinen ein wenig aus, bevor Sie wieder aufstehen.

Auch durch seelische Belastungen, durch trübe und traurige Gedankenbilder verkrampfen und verhärten sich die Rückenmuskeln. Denken Sie immer daran, die vorgeschlagenen Übungen in einem warmen und ruhigen Raum, am besten vor dem Schlafengehen auszuführen.

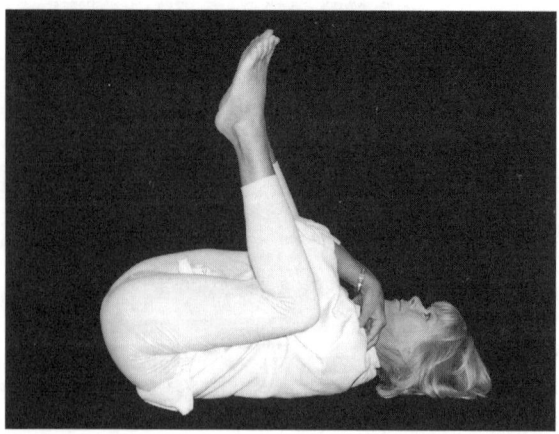

Kräftigungsübung
(Lendenmuskulatur)

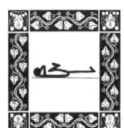

Legen Sie sich auf den Rücken. Beide Hände ruhen auf den Schultern. Die Ellbogen zeigen nach unten. Beide Beine sind angezogen. Die Oberschenkel ruhen auf Ihrem Bauch.
Drücken Sie nun ganz bewußt Ihre Wirbelsäule auf den Boden, so daß Sie fest und gerade aufliegt.
Mit einem Bein bleiben Sie am Körper. Mit dem anderen Bein gleiten Sie langsam am Boden entlang vorwärts. Sie schieben das Bein langsam über den Boden nach vorn. Dann ziehen Sie es wieder zurück.
Nun anderes Bein nach vorn schieben. Langsam zurückziehen. Rechtes Bein vorwärts – und zurück. Linkes Bein vorwärts – und zurück. Die Wirbelsäule bleibt fest am Boden haften. Wiederholen Sie diese Übung zehnmal, später zwanzigmal.

Abwechselnd werden zum Wohle der Bandscheiben Bauchmuskeln und Rückenmuskeln gestärkt.

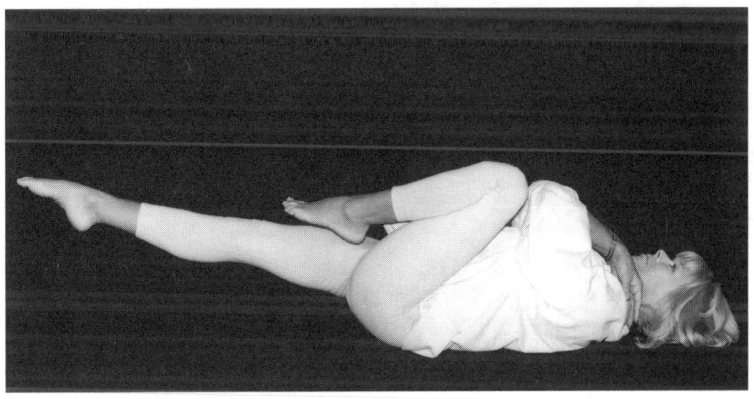

Kreuzbandschaukel 160

Sie liegen auf dem Rücken. Legen Sie nun Ihre Hände in Ihre Kniekehlen.
Beginnen Sie, vor- und rückwärts zu schaukeln, indem Sie Ihre Beine schwingen. Schaukeln Sie wie ein Schaukelpferd.
Versuchen Sie jetzt, beim Vorwärtsschaukeln einzuatmen und beim Rückwärtsschaukeln auszuatmen.
Schaukeln Sie so lange hin und her, bis Sie fühlen, wie geschmeidig Ihre Wirbelsäule von den Bauch- und Rückenmuskeln bewegt wird. Versuchen Sie, Atmung und Bewegung eins werden zu lassen.

Wenn Sie diese Übung jeden Tag ausführen, wird sie Ihnen bis ins hohe Alter eine bewegliche Wirbelsäule erhalten. Zehn Minuten jeden Tag vor dem Schlafengehen schaukeln ist doch kein zu hoher Preis für eine funktionierende Wirbelsäule.

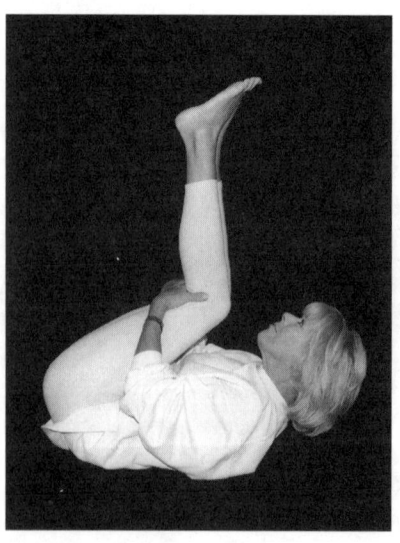

Krokodil

Legen Sie sich auf den Bauch. Strecken Sie beide Arme nach vorn, und legen Sie die rechte Handfläche über die linke Hand.
Strecken Sie sich der Länge nach wie eine goldene Lanze. Die Knöchel sind geschlossen.
Atmen Sie durch die Nase ganz ruhig und gleichmäßig aus und ein. Während entweder die Stirn oder das Kinn am Boden liegen.
Atmen Sie anfangs zwanzigmal, späteres Ziel fünfzigmal.
Nach den zwanzig Atemzügen legen Sie nun die linke Hand über die rechte Hand und strecken sich wieder wie eine goldene Lanze, während Sie gleichmäßig und ruhig durch die Nase atmen.
Lösen Sie sich aus der Position, und ruhen Sie sich auf dem Rücken liegend kurze Zeit aus.

Das Krokodil ist eine phantastische Übung gegen jeden Haltungsschaden. Der Körper wird stark, wie ein Krokodil es ist. Feinste Energien werden in Ihrem Körper geweckt, und jede Müdigkeit verschwindet wie durch eine seltsam aufkeimende Kraft.

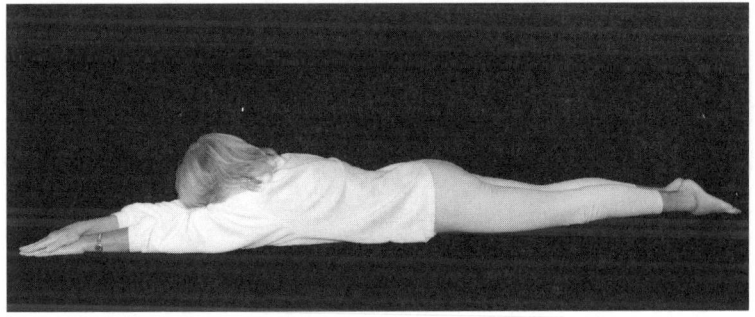

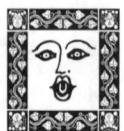

Kühlende Atmung

Setzen Sie sich im Schneidersitz auf den Boden oder auf einen Stuhl.
Öffnen Sie den Mund wie ein rundes Loch.
Rollen Sie die Zunge zusammen zu einem Röllchen.
Durch dieses geformte Röllchen saugen Sie die Atemluft behutsam ein, dabei fühlen Sie die angenehme Kühle. Dann atmen Sie die Atemluft behutsam wieder durch die Nase aus.
Wiederholen Sie diese Übung ganz gelassen und entspannt, solange es Ihnen angenehm ist.

Die kühlende Atmung wirkt entzündungshemmend, blutreinigend, dient als Vorsorge bei Erkältungen und bringt Linderung bei Fieber. Sie versetzt den Menschen in eine angenehme ruhige Schwingung.

Lösende Liegestellung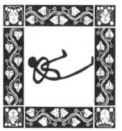

Legen Sie sich ausgestreckt auf Ihre Übungsdecke.
Umarmen Sie das rechte Knie, und ziehen Sie es so weit wie möglich an Ihren Brustkorb heran.
Heben Sie den Kopf hoch und gleichzeitig das linke Bein.
Bleiben Sie in dieser Stellung anfangs fünf Atemzüge, später zehn Atemzüge.
Lösen Sie die Stellung behutsam, und wiederholen Sie die Übung auf der anderen Seite.

Der Magen-Darm-Trakt wird nach einiger Zeit durch diese Übung gereinigt. Die Durchblutung Ihrer unteren Gliedmaßen wird verstärkt. Lenden- und Rückenmuskeln werden gestärkt und die Gelenke beweglich erhalten. Diese Übung wirkt so verjüngend wie die Kerze. Man sagt von ihr, sie mache jung und schön wie keine andere und erhalte die geistige und körperliche Potenz bis ins hohe Alter, weil sie starken Einfluß auf die Geschlechtshormone und Schilddrüsenhormone habe.

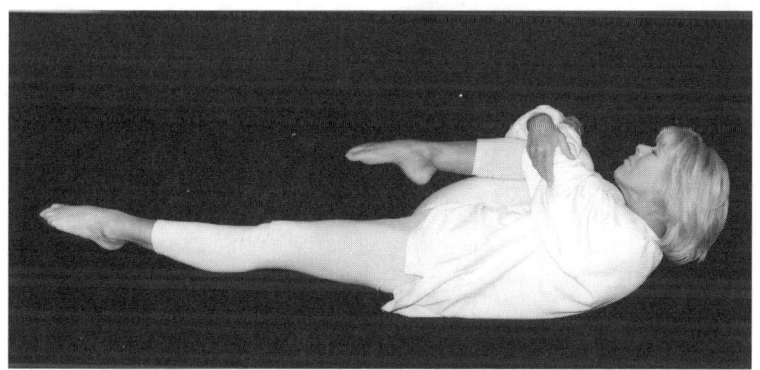

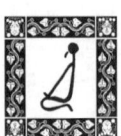

Löwe 164

Knien Sie auf einer zusammengelegten Decke. (Bei Kniebeschwerden muß man auf einem Stuhl sitzen.) Gerader Rücken, nicht anlehnen.
Legen Sie die Hände mit weit gespreizten Fingern auf die Knie.
Strecken Sie die Zunge weit heraus.
Verharren Sie in dieser Position, solange es Ihnen möglich ist. Atmen Sie dabei ruhig durch die Nase aus und ein. Lösen Sie die Stellung, und ruhen Sie sich ein wenig aus. Die Übung können Sie täglich einige Male üben, besonders wenn Sie Erleichterung im Halsbereich fühlen.

In den Wechseljahren verändert sich manchmal die Stimme von Frauen: Sie wird tiefer und dunkler. Bei Männern kann sie im Alter höher und heller werden. Es kommt auch vor, daß sich der Speichelfluß vermehrt oder verringert. Das ist völlig unbedenklich, aber lästig. Der Löwe bringt bei diesen Beschwerden Linderung und oft nachhaltige Hilfe.

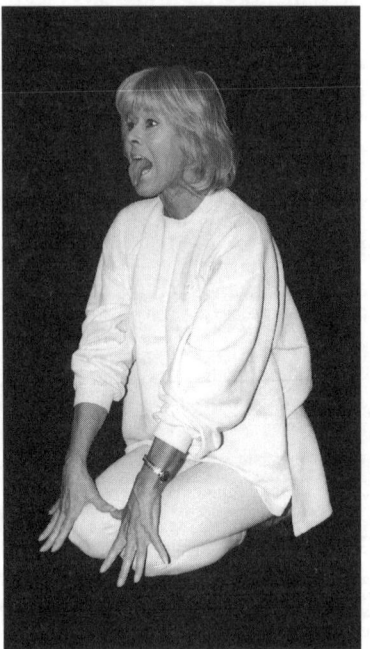

Meditation
Allsehendes Auge

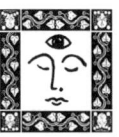

Sie sitzen völlig entspannt auf einem Stuhl oder auf einem Kissen im Schneidersitz, schließen die Augen und wenden Ihre ganze „Sammlung" auf das Licht im Zentrum des Schädels hin.
Sie tun gar nichts. Sie verharren bewegungslos in tiefer Entspanntheit und warten einfach darauf, was geschieht.
Als kleine Anfangshilfe sehen Sie sich an einem breiten Fluß stehen. Am anderen Flußufer steht ein weißgekleideter Lehrer der Liebe. Er lächelt Ihnen zu und sagt in Gedanken zu Ihnen: „Komm her!"
Gehen Sie in Gedanken auf das Wasser zu. Sehen Sie, wie sich ein Seerosenblatt aus dem Wasser hebt und Ihrem Fuß Halt bietet. Und ein weiteres Seerosenblatt erhebt sich aus dem Wasser bei jedem Ihrer Schritte. Gehen Sie weiter und weiter, Schritt für Schritt, und sehen und erleben Sie, wohin Sie der Weg in Ihrer Meditation führt.
Meditieren Sie immer, solange es Ihnen Freude macht. Und auch dann, wenn Sie eine Lösung für eine Entscheidung finden möchten. Und denken Sie immer daran: Glaube ist der Beweis unsichtbarer Dinge.
Das „Allsehende Auge" ist keine Erfindung des Yoga, sondern eine Weiterentwicklung des sogenannten „Scheitelauges" der allerersten Wirbeltierchen zu Beginn allen Lebens.
Aus diesem einen Scheitelauge in der Mitte der Stirn entstand, von der Schöpfung weiterentwickelt, unsere Zirbeldrüse, die ein Organ innerer Absonderung darstellt. Sie entwickelte sich aus dem mit Flimmerhärchen bekleideten Filterapparat der allerersten Wirbeltiere, der Schilddrüse. Die Zirbeldrüse scheidet ein geheimnisvolles Hormon aus, das das Leben verlängern soll.

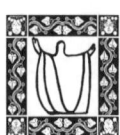
Meditation des Schöpfers

Stellen Sie sich vor, Sie werden irgendwo im Körper von Schmerzen gepeinigt. Von dem Schmerz einer tödlichen Krankheit durchbohrt oder von dem unbeschreiblichen Schmerz eines gebrochenen Herzens niedergeworfen.
Sehen Sie Ihren Schmerz als eine große Wunde. Fühlen Sie sich wie eine wunderschöne liebliche Landschaft, in die eine Bombe einen tiefen Krater gerissen hat, so daß die Erde vor Schmerz blutet.
Und jetzt rufen Sie aus ganzem Herzen nach dem großen Lehrer der Liebe. Bitten Sie ihn inständig, in Ihrem Körper, in Ihrer inneren Körperlandschaft zu wohnen, Ihr Gast zu sein. Er hört Ihre Wünsche, bevor sie noch von Ihrem Herzen gedacht sind.
Stellen Sie sich vor, wie er Ihren Körper betritt, in die liebliche Landschaft einzieht. Der Saum seines Lichtkleides berührt Ihre Wunden, und schon muß sich die Wunde zu schließen beginnen, allein durch das Strahlen seiner Gegenwart. Wo der Lehrer der Liebe wohnt, muß alles zu Licht und zur Vollkommenheit zurückfinden.
Der Vater der Schöpfung wohnt in mir. Ich bin vollkommen beschützt.

Die Meditation des Schöpfers hat Schülern geholfen, die auf ihrem Lebensweg durch die Täler der Dunkelheit und der Schmerzen gewandert sind. Durch die Vorstellung, daß der Schöpfer in ihrem Herzen seine Heimstatt gefunden hat, trugen sie jede Stunde des Tages ein immerwährendes, wärmendes Licht in sich.

Meditation
Ham-Sa

Setzen Sie sich auf einen Stuhl oder auf ein Kissen im Schneidersitz. Messen Sie jetzt Ihren Puls, indem Sie die Fingerspitzen des Ringfingers und Mittelfingers auf Ihr Handgelenk legen. Zählen Sie mit einem Sekundenzeiger eine Minute lang Ihre Pulsschläge. Nehmen wir an, es sind achtzig Pulsschläge in einer Minute. Sie merken sich Ihren Puls, lehnen sich bequem in Ihre Sitzstellung, schließen die Augen und beginnen durch die Nase einzuatmen, indem sie HAM denken, und auszuatmen, indem sie SA denken.

HAM wird zum Einatmen geistig wiederholt – und SA wird zum Ausatmen geistig wiederholt. Die Wiederholung des Mantras HAM-SA wird eine tiefe Wirkung auf Ihr Unbewußtes haben und Sie beruhigen. Werden Sie ganz leer, und lassen Sie sich vom heiligen Fließen des HAM-SA treiben, wohlig dahintreiben. Üben Sie anfangs fünfzehn Minuten, bei einer Zielsetzung von einer halben Stunde.

Nach Beendigung der Übung messen Sie jetzt wieder Ihren Puls. Er wird mit großer Wahrscheinlichkeit niedriger sein, wenn Sie fünfzehn Minuten lang geübt haben.

Sie müssen sich bewußt sein, daß die physiologische Wirkung eines harmonisierten Stoffwechsels durch beherrschtes Atmen dem unbewußten Geist Ruhe und Frieden, vollkommene Gesundheit signalisiert.

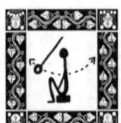

Meditation Pendelatmung

Setzen Sie sich gerade auf ein Kissen im Schneidersitz oder mit geradem Rücken, ohne sich anzulehnen, auf einen Stuhl.
Atmen Sie durch die Nase tief und vollkommen ruhig aus und ein. Stellen Sie sich vor, daß Sie beim Einatmen kosmische Energie einatmen und während des Ausatmens diese kosmische Urkraft jeder Zelle und jedem Organ Ihres Körpers zuführen.
Stellen Sie sich diese Atmung vor wie das Schwingen eines Pendels, das im ewigen Zeitmaß der Schöpfung vorwärts und rückwärts schwingt. Jeder Schwung dieses schöpferischen Pendels geschieht mit Ihrem Einatmen und Ausatmen, während Sie wachen und schlafen.
Schließen Sie Ihre Augen und wiederholen Sie im Rhythmus Ihres Atempendels immer das heilige Wort O–M–M–M.
Jeder Schwung des Pendels ist Ihr Einatmen und Ihr Ausatmen, das wie ein kosmisches Pendel durch Ihren Körper geht. Üben Sie solange diesen lebensverlängernden göttlichen Atem, bis er in jedes Atom Ihres Körpers übergegangen ist. Dann werden Sie erfahren, was Ruhe ist.
Wiederholen Sie diese heilige Übung mit dem gedachten OM-Laut, solange es Ihnen angenehm ist.

Unser Schlaf ist im Vergleich zu dieser heiligen Yoga-Übung nur ein befriedigtes Müdigkeitsgefühl. Mit dieser Übung hat der Ausübende ein Mittel, seine Nerven und sein ganzes Wesen in wenigen Sekunden oder Minuten in Harmonie und Ruhe zu bringen. Nach langem diszipliniertem Üben geht dieser Laut in Fleisch und Blut über und der Geist beherrscht die Materie.

Mudrā
zur Befreiung innerer Angstzustände

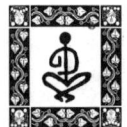

Dieses Mudrā können Sie stehend, sitzend auf einem Sessel oder im Schneidersitz üben. Es löst innere Unruhe, Angstzustände und verstärkt Ihre Entscheidungskraft. In Verbindung mit dem Nervensystem stärkt es das gesamte Herzgeflecht.
Darum wenden Sie Ihre innere Sammlung jetzt ganz bewußt dem Herzgeflecht zu. Schließen Sie die Augen, fühlen Sie Wärme rund um Ihr Herz wie einen warmen heilenden Sternennebel.
Nun heben Sie die rechte Hand. Sie liegt vor dem Brustbein.
Die linke Hand halten Sie geöffnet wie eine Blütenschale über Ihren Nabel.
Aus der Handschale steigt Wärme nach oben. Dort, wo die Wärme auf die Hand trifft, die Sie vor das Brustbein halten, breitet sich ein heiliges, tiefe Ruhe vermittelndes Licht aus. Ihr Herz als Zentrale aller Gefühle und Regungen läßt Sie in eine tiefe selbstvergessene Stille sinken.
Bleiben Sie so lange sitzen, wie Sie sich wohl und geborgen fühlen.
Langsam und behutsam lösen Sie dann die Handstellung. Wenn Sie mögen, können Sie jetzt die Handstellung wechseln, indem Sie die linke Hand heben und die rechte Hand vor Ihren Nabel halten.

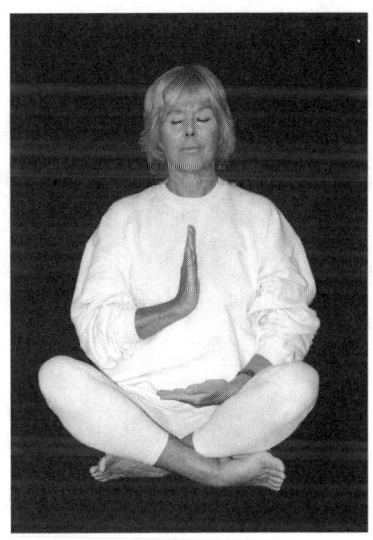

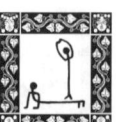

Muschelreinigung 1

Diese tiefgreifende Reinigungsübung setzt sich aus vier Abläufen (1 – 4) zusammen.

Die Übung darf nur nüchtern gleich nach dem Aufstehen gemacht werden. Sie ist einmal im Monat erlaubt. Nur bei schweren Erkrankungen ist sie ausnahmsweise zweimal im Monat auszuführen.

Nehmen Sie einen Krug mit einem Liter nicht zu kaltem Leitungswasser. Geben Sie einen Teelöffel ganz normales Speisesalz in das Wasser und verrühren Sie es gut.

Setzen Sie sich hin, und trinken Sie schluckweise zwei normale Gläser von diesem Wasser.

Dann stemmen Sie sich auf Hände und Zehenspitzen.

Blicken Sie einmal rechts über die Schulter zur rechten Ferse, und einmal links über die Schulter zur linken Ferse. Viermal rechts und viermal links. Ihr Körper windet sich wie ein Fischschwanz.

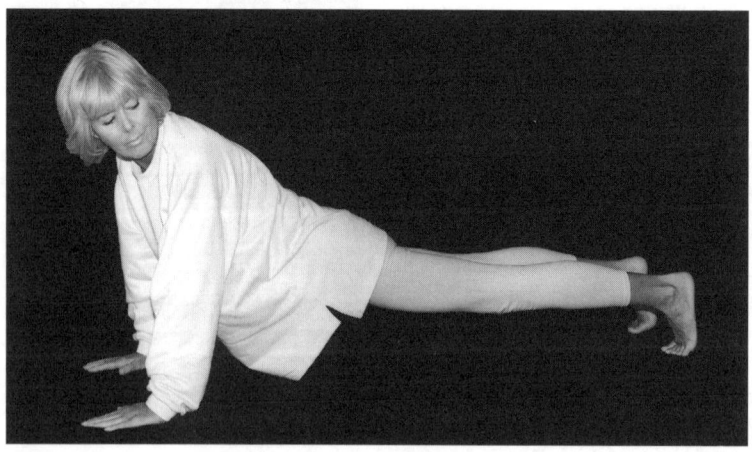

Muschelreinigung 2

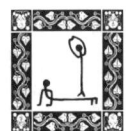

Danach stehen Sie behutsam auf. Die Beine sind geschlossen. Die Arme sind nach oben durchgestreckt, Ihre Finger sind ineinander verschlungen.
Biegen Sie den Körper weit nach rechts, dann weit nach links. Wiederholen Sie diesen Ablauf viermal rechts und viermal links.

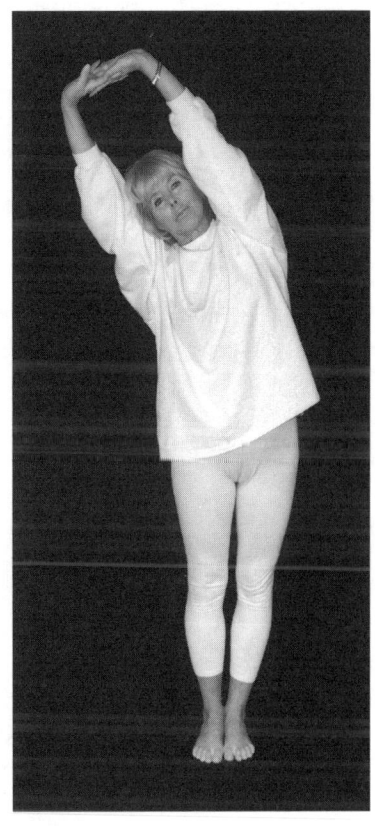

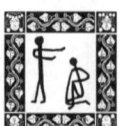 # Muschelreinigung 3

Stellen Sie sich aufrecht mit gespreizten Beinen.
Beide Arme zeigen in eine Richtung, ebenso der Kopf.
Bleiben Sie gerade stehen, und werfen Sie jetzt die Arme und den Kopf von einer Seite zur anderen Seite.
Mit dem Schwingen der Arme wird der Oberkörper aus der Taille heraus einmal nach rechts und einmal nach links gedreht.
Schwingen Sie die Arme viermal rechts und viermal links.

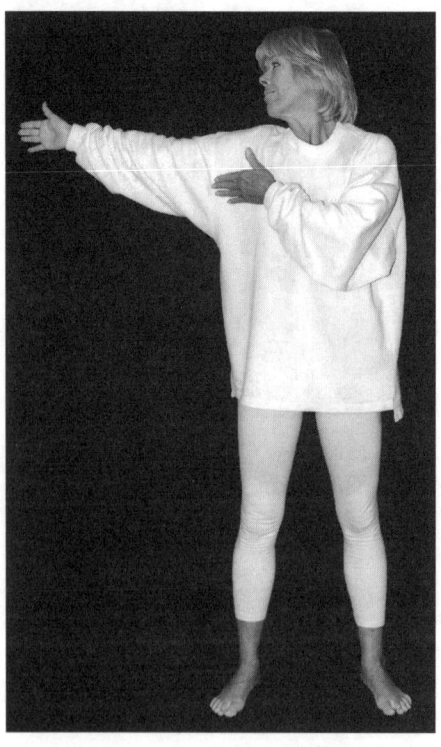

Muschelreinigung 4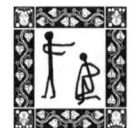

Dann hocken Sie sich auf den Boden. Beide Hände liegen auf Ihren Knien.
Drehen Sie Oberkörper und Kopf nach rechts. Blicken Sie über Ihre Schulter nach hinten. Gleichzeitig drücken Sie das linke Knie zum Boden.
Drehen Sie sich viermal nach links und viermal nach rechts. Lösen Sie die Position, der erste Durchgang ist beendet.
Jetzt holen Sie sich wieder ein Glas Salzwasser und trinken es in kleinen Schlucken.
Und wieder beginnen Sie die Muschelreinigung von vorn, das heißt, Sie führen erneut alle vier Übungsabläufe aus.
Oft spüren Schüler sehr schnell den Drang, ihren Darm zu entleeren. Es kann aber auch länger dauern, und Sie müssen den Übungsablauf mehrmals wiederholen. Nach der Darmentleerung, die öfter stattfindet, kommt zum Abschluß nur noch glasklares Wasser.

Nach Beendigung der Muschelreinigung sollten Sie einen Haferbrei oder Reisbrei essen, auf den Sie ein Flöckchen Butter legen. An diesem Tag kein Fleisch, keine Milchprodukte. Gemüse, Obst, Weißbrot und Reis.

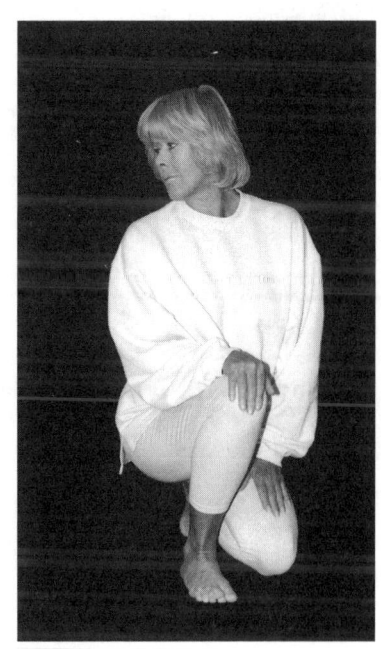

Muskelbewegungsübung

Sie stehen mit leicht geöffneten Beinen. Denken Sie an die Bewegung eines Kreises. An eine Drehung im Uhrzeigersinn nach rechts und eine Drehung nach links.

Hals: Ganz behutsam schwingen Sie mit Ihrem Kopf einmal nach rechts, dann nach links. Immer im gleichen Rhythmus, bis sich Ihre Halsmuskeln müde anfühlen.

Schulter: Mit herabhängenden Armen kreisen Sie die Schultergelenke einmal vorwärts, einmal nach rückwärts. Immer im gleichen Rhythmus, so lange, bis sich Ihre Schultermuskeln müde anfühlen.

Ellbogen: Winkeln Sie die Unterarme an. Stellen Sie sich vor, Sie halten in jeder Hand eine mittelschwere Tasche in der Faust. Kreisen Sie einmal mit den Unterarmen nach rechts, dann nach links, so lange, bis sich Ihre Ellbogenmuskeln müde anfühlen.

Handgelenke: Schließen Sie beide Hände zur Faust, Daumen nach innen. Kreisen Sie die Fäuste einmal nach außen, dann nach innen, so lange, bis Ihre Handgelenkmuskeln müde sind.

Finger: Winkeln Sie die Arme an. Spreizen Sie Ihre Finger ganz weit, und ballen Sie sie dann ganz fest zu Fäusten, so lange, bis Ihre Fingergelenkmuskeln müde sind.

Taille: Beine weiter auseinanderstellen. Stützen Sie Ihre Hände in die Hüften. Schwingen Sie den Oberkörper zweimal nach rechts, zweimal nach links, bis Ihre Taillenmuskeln sich müde fühlen.

Hüfte: Stehen Sie mit geschlossenen Beinen. Heben Sie ein Bein hoch, und drehen Sie Ihre Knie nach außen und zurück. Üben Sie so lange, bis sich Ihre Hüftmuskeln müde anfühlen. Dann anderes Bein hochheben, Knie nach außen drehen und zurück.

Knie: Bein heben. Unterschenkel wird vom Knie nach außen geschwungen. Einmal rechtes Bein, dann linkes Bein, so lange, bis Kniegelenkmuskeln müde sind.

Fuß: Bein heben. Dieselbe Bewegung mit jeder Fußspitze, so lange, bis Ihre Fußmuskeln müde sind.

Niederbeugung

Setzen Sie sich auf Ihre Übungsdecke, und spreizen Sie die Beine, so weit es Ihnen möglich ist.
Beugen Sie sich nach vorn, und nehmen Sie mit Ihren Händen die Knöchel oder Zehen Ihrer Füße in die Hände.
Lassen Sie den Kopf sinken. Lassen Sie den Kopf von der natürlichen Schwerkraft nach unten ziehen, nicht nachdrücken.
Bleiben Sie in dieser vorgebeugten Haltung, solange es Ihnen angenehm ist. Später verlängern Sie die Übung immer ein klein wenig.
Während der Übung ziehen Sie immer wieder Ihren Schließmuskel und die Harnröhre zusammen. Anspannen, hochziehen, bewußt lockern und schlaff werden lassen.

Eine gute Übung gegen Störungen der Harnwege und Schließmuskelerschlaffung.

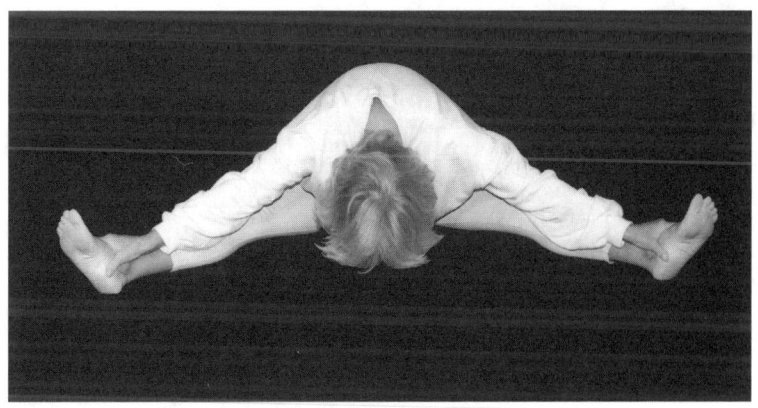

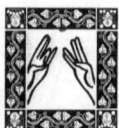 # Nieren-Mudrā 176

Dieses Mudrā machen Sie mit beiden Händen.
Der Daumen Ihrer rechten Hand wird auf das Gelenk Ihres Ringfingers gelegt.
Der Daumen Ihrer linken Hand berührt die Fingerspitze Ihres linken Ringfingers.
Die Handstellung wird fünf Minuten lang geübt, fünfmal täglich.

Bedenken Sie, daß Ihnen jeder Ärger und jede körperliche wie geistige Belastung auf die Nieren geht. Dieses Hand-Mudrā dient in erster Linie dazu, die Blockierungen zu lockern und zu lösen. Und es dient zur Unterstützung bei der Ausheilung von Nierenerkrankungen.

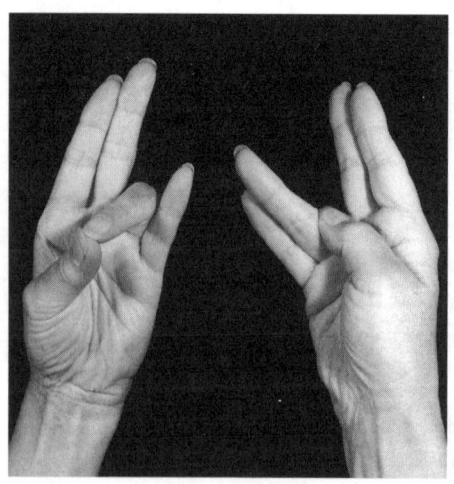

Ochse

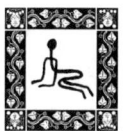

Setzen Sie sich mit angewinkelten Beinen auf den Boden.
Lassen Sie die Beine auf eine Seite fallen, und stützen Sie den Oberkörper auf Ihre Unterarme. Beide Ellbogen sollten am Boden aufliegen.
Rücken Sie so lange hin und her, bis Sie bequem liegen.
Nun heben Sie den Kopf (der leichte Druck im Nacken sollte Sie nicht stören) und bleiben bewegungslos in dieser Position liegen.
Sie atmen ganz ruhig durch die Nase aus und ein und verfolgen in Gedanken den Atemstrom, der durch Ihre Nase streicht.
Beginnen Sie mit zwanzig Atemzügen, die Sie später steigern können, bis hin zu einer halben Stunde.
Behutsam senken Sie den Kopf, ruhen sich kurz aus, legen dann die Beine auf die andere Seite und wiederholen die Übung.

Diese Übung verbessert die Atmung. Reinigt die Kieferhöhlen und Nasengänge. Öffnet auch bei hartnäckigsten Fällen verlegte Nasengänge und erleichtert das Abheilen von Stirnhöhlenentzündungen. Man sagt, daß diese sanfte Übung einem Menschen ein so schönes liebliches Gesicht schenkt, daß sich ihm die anderen Menschen freudig zuwenden.

▼ *(Seite 178)*

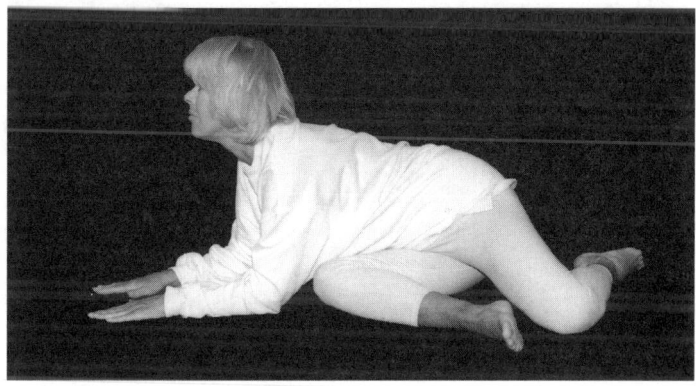

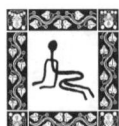

Wenn Sie während dieser Übung mit weit geöffneten Augen auf einen Punkt blicken, fördert sie die Sehkraft. Versuchen Sie, die Augenlider nicht zu schließen, und wenn, dann nur kurz. Hilft bei Blutkrankheiten, Lungenerkrankungen, Nasenscheidewandeinengungen und Asthma.

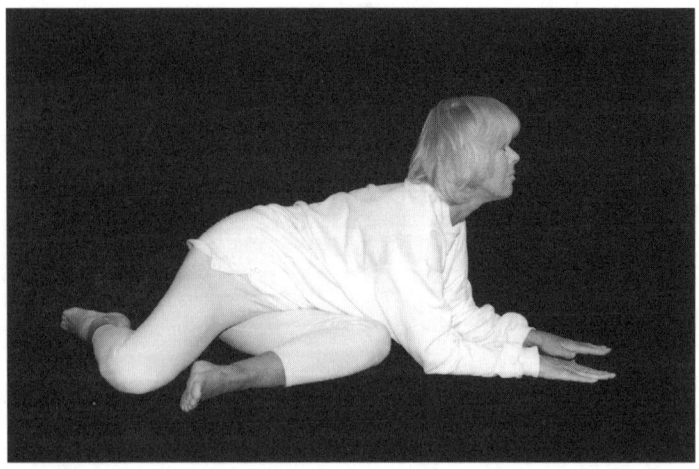

Ohren-Mudrā

Diese Übung wird mit beiden Händen gemacht.
Sie legen Ihre Daumen leicht auf die abgebogenen Mittelfinger.
Erst wenn die Finger gut aufeinanderliegen, strecken Sie Zeigefinger, Ringfinger und kleinen Finger geradeaus.
Machen Sie diese Handstellung fünf Minuten und fünfmal am Tag. Natürlich können Sie die Zeit nach Belieben verlängern, zum Beispiel auf eine halbe Stunde.

Machen Sie das Mudrā während des Fernsehens, wo Sie gemütlich sitzen. Üben Sie es, wenn Sie sich sitzend oder liegend einmal ausruhen können. Energie ist die Grundlage allen Seins. Besonders eng damit verbunden ist der Gehörsinn. Während des Heranwachsens und während des Hinübergehens ist das Gehör des Menschen sehr sensibel.
Sollten Sie einmal bei einem Menschen sein, der im Sterben liegt, machen Sie ihm das Geschenk eines leichten Hinübergehens. Erzählen Sie ihm laut und deutlich schöne Dinge: vom Wind, der Blätter zum Klingen bringt, von Vögelchen, die in einem Blumengarten singen, und Schmetterlingen, die sich ganz leicht von den Sonnenstrahlen tragen lassen.

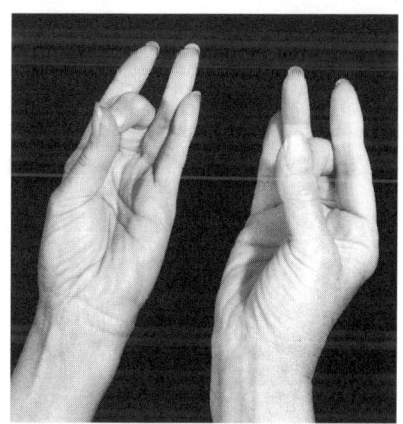

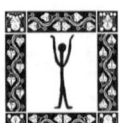

Palme 180

Sie stehen mit geschlossenen Beinen und Füßen auf Ihren Zehen und vorderen Fußballen.
Strecken Sie Ihre Arme nach oben, die Ellbogen sind ganz durchgedrückt, die Handinnenflächen zeigen nach außen.
Strecken Sie sich aus der Taille heraus ein wenig weiter nach oben.
Verharren Sie in dieser Körperstellung, solange Sie können. Dann flattern Ihre Hände wie Libellenflügel ganz behutsam nach unten, und Sie ruhen sich kurz aus.

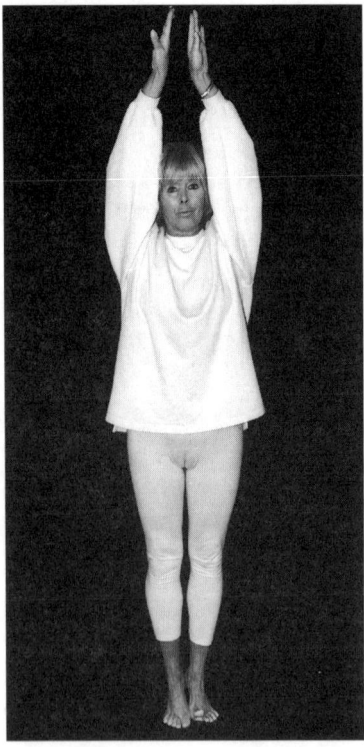

Dann strecken Sie sich erneut hoch. Stellen sich auf Zehenspitzen, und die Handflächen zeigen nach außen.
Bewegen Sie sich jetzt leicht mit den durchgestreckten Armen nach vorne und nach hinten. Nach rechts und nach links. Nach oben und unten. Ganz leicht, als würde Sie ein sanfter Windhauch bewegen.
Bringen Sie Ihre Hände flatternd wie Libellenflügel wieder nach unten, und entspannen Sie sich.

Diese Übung hilft schwangeren Frauen, daß sie und ihr Kind sich bis zum letzten Tag der Geburt heiter und gesund fühlen.

Prāṇa-Mudrā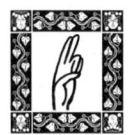

Lebensenergie (Prāṇa) ist die kosmische Energie, die den Organismus belebt. Alles, was sich im Universum bewegt, ist das Offenbarwerden der Lebensenergie. Sie ist im Wasser, der Luft, in der Nahrung, einfach überall. Stellen Sie sich vor, Sie verwenden das Prāṇa-Mudrā wie eine geistige Medizin. Wie Sie eine Tablette schlucken, eine Creme einreiben, genauso wirkt das Prāṇa-Mudrā, das Sie anwenden. Es ist unwichtig, ob Sie von Yoga überzeugt sind oder nicht: Sie verwenden einfach eine Handstellung, die heilend wirkt, genau wie irgendeine andere Medizin.
Sie können sich im Schneidersitz auf ein Kissen setzen, Rücken gerade. Oder Sie können sich hinlegen mit einem oder mehreren Kissen unter dem Kopf.
Sie legen den Daumen beider Hände auf die Nägel der kleinen Finger und der Ringfinger. Die anderen Finger werden locker ausgestreckt. Ihre Hände liegen im Sitzen auf dem Oberschenkel, im Liegen neben dem Körper.
Jedes Mudrā kann fünfundvierzig Minuten lang gemacht werden. Beginnen sollte man mit fünfzehn Minuten, dann langsam steigern.

Vor dem Einschlafen kann man sich vorstellen, daß aus den Schwingungen, die alles erschaffen und erhalten und die in uns, um uns und im Universum wirken, uns umgeben wie das weiche warme Wasser einen kleinen heiteren Goldfisch, sich eine Hand aus Licht aufbaut, die sich segnend und allen Schmerz heilend über uns senkt. Wir baden in ihrer Ausstrahlung. Fühlen, wie ihre Heilkraft in unsere Hände strömt, die wir im Prāṇa-Mudrā halten, bis wir einschlafen.

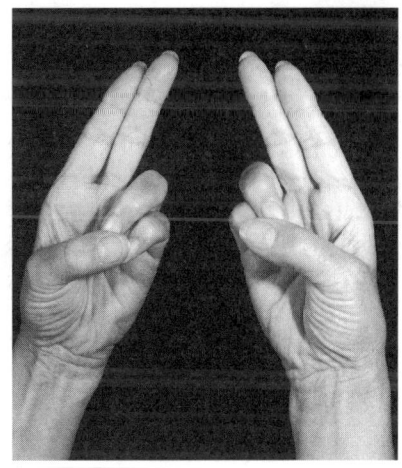

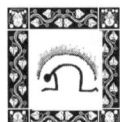

Regenbogen

Sie stützen sich auf Ellbogen und Knie. Ihren Kopf lassen Sie locker nach unten hängen.
Sie atmen durch die Nase ein, und drücken Ihren Bauch nach unten.
Sie atmen aus und wölben Ihren Rücken wie einen Regenbogen nach oben.
Mit dem Einatmen drücken wir den Bauch noch weiter nach unten, mit dem Ausatmen noch weiter nach oben.
Fahren Sie so fort, und wiederholen Sie die Übung zwanzigmal.

Wenn Sie die Übung so weich und geschmeidig ausführen wie ein Grashalm sich biegt, werden Sie bald die wohltuende Wirkung eines entspannten Rückens fühlen.
Diese Übung ist am angenehmsten nach dem Aufstehen und vor dem Schlafengehen.

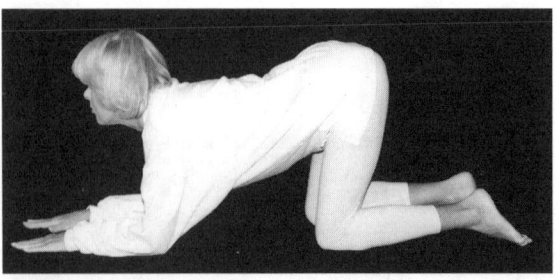

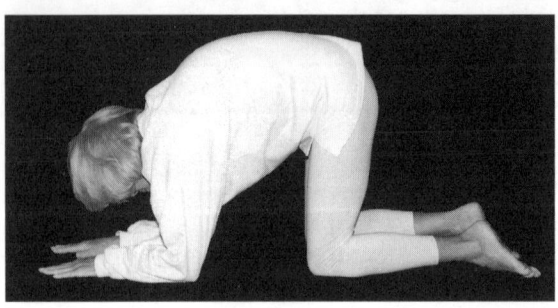

Rücken-Mudrā

Dieses Mudrā wird mit beiden Händen gemacht.
Legen Sie Ihre Fingerspitzen des rechten Daumens, rechten Mittelfingers und rechten kleinen Fingers zusammen. Stellen Sie sich dabei vor, daß Sie damit drei aufeinander abgestimmte Stromenergien verbinden.
Bei Ihrer linken Hand legen Sie Ihren Zeigefinger auf das mittlere Daumenglied.
Immer sollten Sie einige Zeit warten, bis die ungelenken Finger sich an die neue Haltung gewöhnt haben. Erst dann strecken Sie die freien Finger beider Hände aus.
Legen Sie sich auf den Boden, unter dem Kopf ein bequemes Kissen. Die Hände liegen locker seitlich Ihres Körpers. Diese Handstellung sollten Sie viermal täglich vier Minuten halten.

Machen Sie sich bewußt, eine Handstellung ist wie eine Körperstellung einem Medikament vergleichbar. Die Hinführung heilender, harmonisierender und entspannender Energie benötigt Zeit und die nötige Ruhe, um all diese uns unbekannten geheimen Kräfte zum Wirken zu bringen. Wie ein Wasserfall aus Energie rieselt entspannend all das über Ihren Rücken, was Sie selbst durch diese Handstellung zum Fließen bringen.

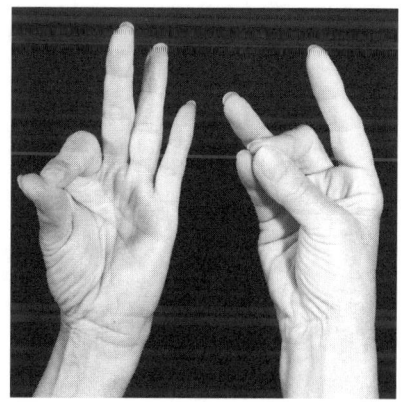

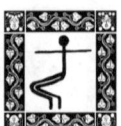# Rückenstreckung

Legen Sie sich mit ausgebreiteten Armen und angewinkelten Beinen auf den Boden.
Atmen Sie aus, und lassen Sie die geschlossenen Beine auf eine Seite hinuntersinken. Versuchen Sie, mit den Knien den Boden zu berühren. Wenn Sie wieder einatmen, heben Sie die Beine gleichzeitig hoch.
Nun beginnen Sie: ausatmen, Beine nach links, Kopf leicht nach rechts drehen – einatmen, Beine hoch, Kopf in die Mitte zurück, ausatmen, Beine nach rechts – Kopf leicht nach links drehen.
Versuchen Sie, Atem und Bewegung eins werden zu lassen. Wiederholen Sie diese Übung zwanzigmal.

Bei fast jeder Übung wird Ihre Wirbelsäule gestärkt, massiert und in der richtigen Haltung gefestigt. Von dieser Übung werden Ischias, Schulterverspannung, Bandscheibenvorfall, Rückenschmerzen und Kopfschmerzen vorteilhaft beeinflußt.

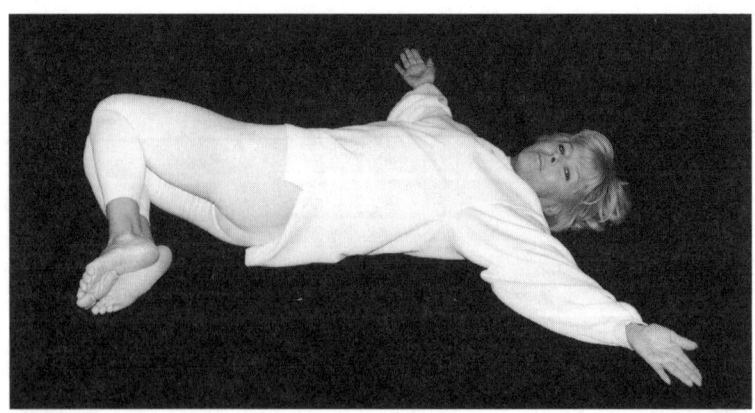

Rückenübung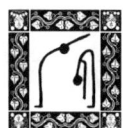

Sie stehen mit geschlossenen Beinen und nach oben durchgestreckten Armen.
Atmen Sie ein, und dehnen Sie Ihren Oberkörper nach hinten. Halten Sie kurz den Atem an.
Während Sie ausatmen, beugen Sie Ihren Oberkörper nach vorn.
Versuchen Sie die Übung anfangs nur einmal, später wiederholen Sie die Übung fünfmal hintereinander.

Die Lendenwirbelsäule ist jener Teil des Traggerüstes des Körpers, der im Laufe der Jahre am meisten belastet wird. Dazu kommen nervöse Spannungszustände als Ursache von Schmerzen, die sich mit regelmäßigem Üben gut in den Griff bekommen lassen.

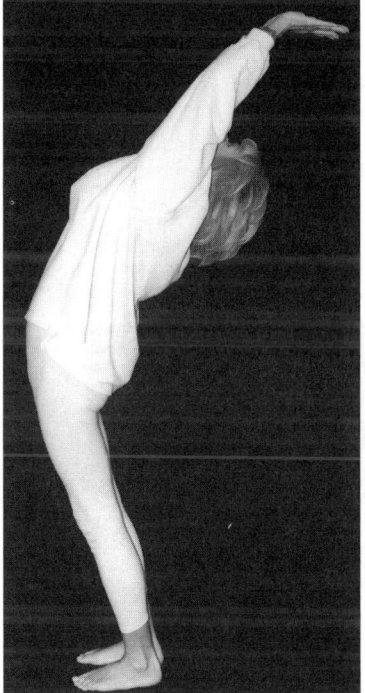
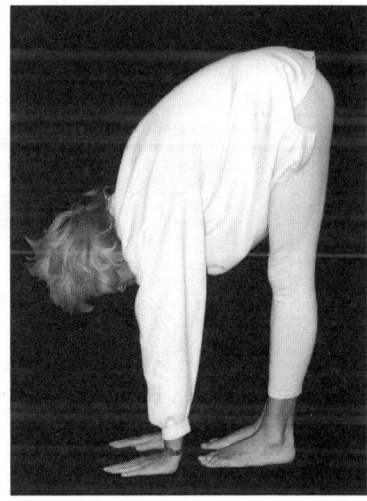

Rückenwirbelübung

Sie liegen auf dem Rücken. Ihre Beine sind aufgestellt und angewinkelt. Die ausgestreckten Arme stützen den Körper.
Schließen Sie die Augen, und sehen Sie die Wirbelsäule wie eine Sternenkette über sich. Die aneinandergereihten sieben Halswirbel, die zwölf Brustwirbel, die fünf Lendenwirbel und am Ende das Kreuzbein und wie ein Sternschnüppchen das Steißbein.
Mit dem Einatmen wölben Sie die Sternenkette weit nach oben. Mit dem Ausatmen senken Sie die Sternenkette, fühlen, wie sich Stern an Stern vollkommen aneinanderreihen und jeder Haltungsschaden begradigt wird.
Wiederholen Sie diese Übung, indem Sie sich anfangs zehnmal hochwölben, später zwanzigmal hintereinander.
Danach sollten Sie sich auf dem Rücken liegend ausruhen und fühlen, wie jeder einzelne Wirbel am Boden aufliegt.

Eine Mußübung, wenn der Rücken schmerzt oder fühlbar schwach ist. Diese Übung bringt verschobene Wirbel in ihre ursprüngliche Lage zurück und begradigt haltungsgeschädigte Wirbelsäulenverkrümmungen, wenn mit eiserner Disziplin auf Monate hinaus täglich geübt wird.

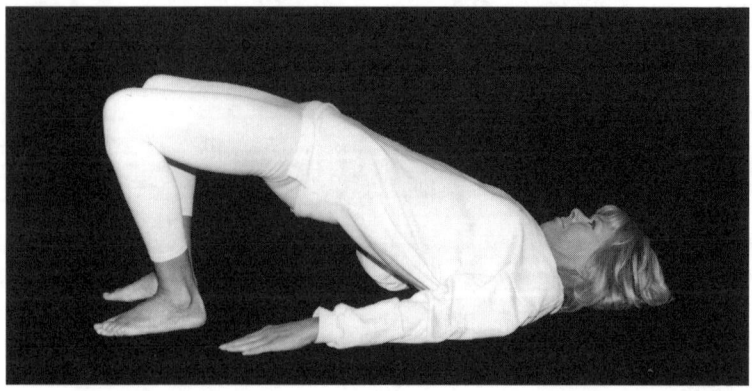

Śavāsana

Legen Sie sich auf den Rücken, die Beine ausgestreckt, und die Hände liegen mit den Handflächen nach oben an den Körperseiten.
Atmen Sie immer nur durch die Nase aus und ein. Atmen Sie ein, und wenden Sie Ihre ganze Aufmerksamkeit den Füßen zu. Während Sie den Atem anhalten, stellen Sie sich vor, wie geheimnisvolle Energie durch die Füße fließt und ein warmes Prickeln verursacht. Atmen Sie langsam aus.
Atmen Sie erneut ein. Halten Sie den Atem an, und wenden Sie sich Ihren Schienbeinen zu. Während Sie den Atem anhalten, stellen Sie sich vor, wie Energie Sie dort durchfließt und ein warmes Prickeln verursacht.
Arbeiten Sie sich den Körper entlang hoch, indem Sie den Atem anhalten und sich auf die folgenden Punkte konzentrieren: Füße – Schienbeine – Kniescheiben – Oberschenkel – Magen – Nabel – oberer Brustkorb – Wirbelsäule – Hände – Unterarme – Oberarme – Kehle – Hinterkopf – Kiefer – Augen – Kopfmitte.

Śavāsana ist ein winterschlafähnlicher Zustand, der die Harmonie zwischen Geist, Seele und Körper herstellt und das gesamte Abwehrsystem stärkt. Bestätigt wirksam bei psychosomatischen Erkrankungen, Schlaflosigkeit, Nervenschwäche, Depression, Muskelrheumatismus und lästigen Beschwerden der Wechseljahre.

Schildkröte

188

Knien Sie am Boden. Die Zehen stoßen zusammen.
Ballen Sie Ihre Hände zu Fäusten, der Daumen ist innen. Die Ellbogen legen Sie zusammen und führen sie Richtung Nabel.
Dann klappen Sie sich zusammen wie eine Muschel. Das Gewicht Ihres Oberkörpers liegt auf den Armen.
Heben Sie den Kopf hoch. Sie werden jetzt fühlen, wie es im Nabelgeflecht warm wird und sich die Wärme zum Nierengeflecht wohlig warm ausbreitet.
Bleiben Sie in dieser Stellung, und atmen Sie ganz ruhig ca. zwanzig Atemzüge. Dann senken Sie den Kopf, ruhen kurz aus und richten sich langsam auf. Je länger Sie diese Übung ohne Unbehagen ausführen können, desto besser kann sie wirken. Maximal zehn Minuten.

Eine segensreiche Übung für Nieren und Nebennieren, für die Leber und Bauchspeicheldrüse.

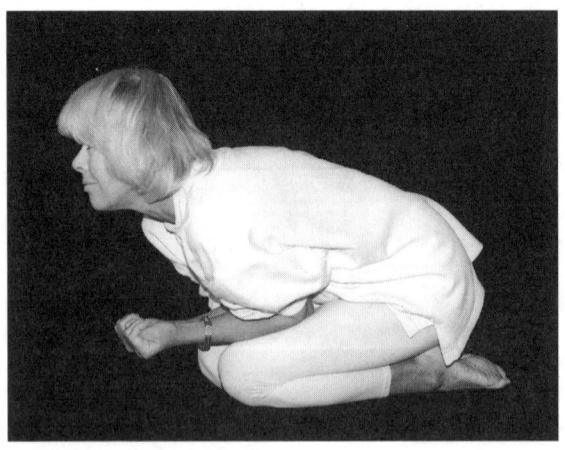

Schultergürteldehnung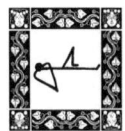

Legen Sie sich auf den Boden. Das rechte Bein ist angewinkelt, das linke Bein ist ausgestreckt.

Drücken Sie Ihre Handflächen so fest zusammen, als wollten Sie zwischen den Handflächen einen zusammengelegten Geldschein festhalten, und strecken Sie die Hände ganz durchgestreckt nach oben.

Heben Sie den Schultergürtel jetzt mit den Händen nach oben, und lassen Sie den Oberkörper nach links sinken. Mit dem Einatmen holen Sie die Arme wieder nach oben. Wiederholen Sie. Mit dem Ausatmen nach unten zur linken Seite sinken, bis die Arme den Boden berühren. Mit dem Einatmen die durchgestreckten Arme hochholen.

Senken und heben Sie die durchgestreckten Arme fünfundzwanzigmal nach links. Ihr rechtes Bein ist angewinkelt.

Wiederholen Sie die Übung auf der anderen Seite.

Legen Sie sich zurück und ruhen sich auf dem Rücken liegend aus. Beobachten Sie, welche Schulter fester auf dem Boden aufliegt. Beide Schultern sollten gleich am Boden aufliegen.

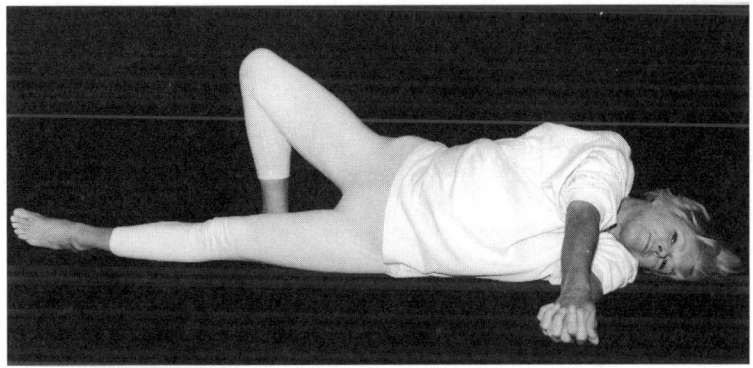

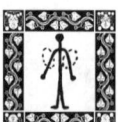 ## Schulterrollen

Stellen Sie sich mit geschlossenen Beinen barfuß auf den Boden, die Arme sind durchgestreckt, die Hände zu Fäusten geballt.
Schließen Sie die Augen, und stellen Sie sich Ihr Schultergelenk vor: die halbrunde Pfanne, in der sich die Schulterkugel dreht.
Beginnen Sie behutsam, die Schultergelenke zu rollen. Zuerst ganz zart, dann ein wenig kräftiger. Sie erweitern die Kreise langsam weiter und weiter. Vergessen Sie nicht, die Ellbogen immer durchgestreckt zu lassen.
Anfangs rollen Sie langsam fünfmal vorwärts und fünfmal rückwärts. Später werden Sie die Umdrehungen öfter machen, bis zu zwanzigmal. Am besten ist es, Sie stellen sich vor einen Spiegel und kontrollieren Ihren Bewegungsablauf. Langsam Arme senken. Bewegungen spiegeln den Ablauf Ihres Nervensystems. Haltung, Gesichtsausdruck und Stimme erzählen alles über den Zustand Ihres Nervensystems. Bemühen Sie sich, bewußt ruhige Bewegungen auszuführen, bewußt einen gelassenen Gesichtsausdruck zu haben, und Ihre Muskulatur wird für die erholsame Unterstützung dankbar sein.

Schulterübung

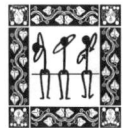

Verschränken Sie Ihre Hände am Hinterkopf, drücken Sie Ihre Ellbogen ein wenig nach hinten.
Neigen Sie Ihren Oberkörper nach rechts. Dehnen Sie die Rippen der linken Seite, wie die Stäbe eines Mondfächers. Kehren Sie langsam in die Mitte zurück.
Neigen Sie Ihren Oberkörper jetzt auf die linke Seite. Dehnen Sie die Rippen der rechten Seite, wie die Stäbe eines Sonnenfächers. Kehren Sie langsam in die Mitte zurück.
Wiederholen Sie die Übung rechts und links anfangs zweimal, später fünfmal.
▼ *(Seite 192)*

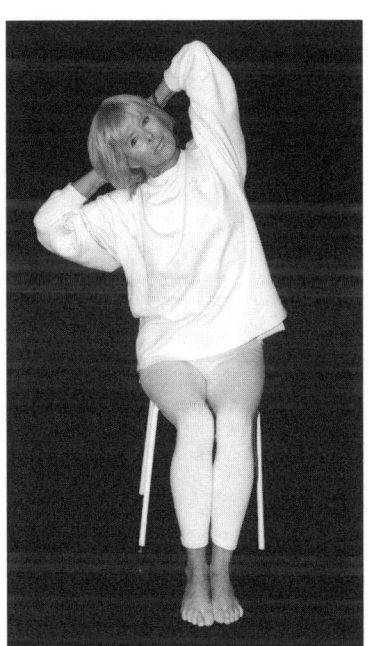

Die gesamte Übungsserie dient dazu, sich so lange wie möglich einen jugendlich-geschmeidigen Rücken zu erhalten.

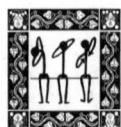

Jetzt drehen Sie in der gleichen Haltung Ihren Oberkörper auf die rechte Seite. Drücken Sie die Ellbogen ein wenig nach hinten, und fühlen Sie, wie Ihr Rücken sich vom Schultergelenk bis zum Hüftgelenk dehnt und aufwärmt. Langsam zurückdrehen und die Übung auf die andere Seite ausführen. Anfangs zweimal, später fünfmal.

Zum Abschluß heben Sie den rechten Arm und versuchen, mit den Fingerspitzen des rechten Armes hinter dem Rücken die Fingerspitzen des linken Armes zu erreichen. Behutsam lösen und die andere Seite ebenso nachvollziehen. Senken Sie langsam die Arme, und ruhen Sie sich aus. Diese Übung einmal ausführen.

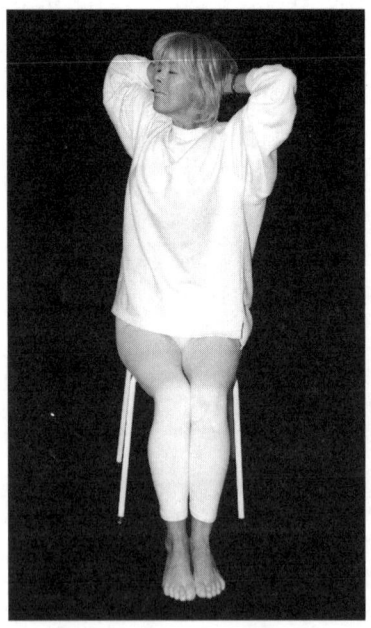
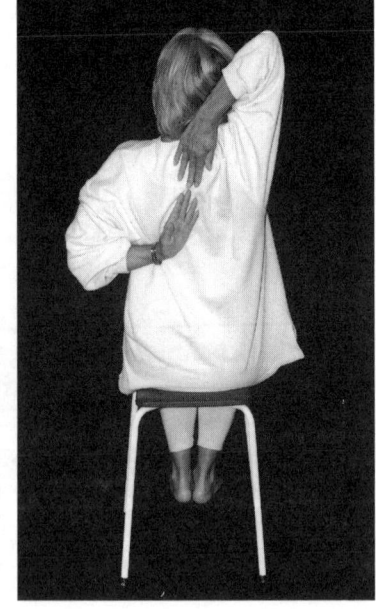

Skorpion

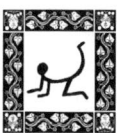

Gehen Sie auf die Knie und die Ellbogen. Heben Sie langsam Ihren Kopf und das rechte Bein. Senken Sie langsam das rechte Bein und den Kopf. Dann heben Sie das linke Bein und den Kopf.
Wiederholen Sie diese Übung, solange es Ihnen angenehm ist. In Gedanken stellen Sie sich vor, wie der Skorpion mit seinem Stachel seinen eigenen Kopf erreichen möchte.

Ohne besondere Anstrengung wird dem Herzen viel Blut zugeführt. In Indien sagt man, daß diese Übung gegen das Gift von Schlangen immun macht. Der Skorpion hilft bei Hauterkrankungen, bessert Sehstörungen und entwickelt ungeahnte Kraft in Armen, Hals und Nacken. Man sagt, der Skorpion heilt Augenkrankheiten.

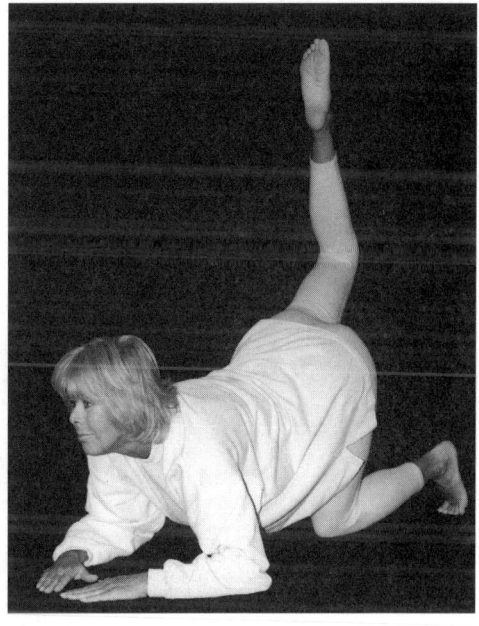

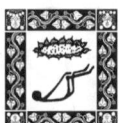

Sonnenuhr

Sie liegen auf dem Rücken. Nehmen Sie Ihre Beine hoch. Legen Sie zart Ihre Finger auf die Knie.
Stellen Sie sich vor, genau über Ihnen schwebe eine große goldene Sonnenblume. Schließen Sie die Augen, und beginnen Sie, im Uhrzeigersinn mit den Händen die angezogenen Beine langsam im Kreis zu drehen.
Ganz langsam drehen Sie die Beine, spüren, wie sich vom Becken aus alle Wirbelsäulenmuskeln zu bewegen beginnen, und fühlen, wie Ihr Rücken wärmer und wohlig-lockerer wird. Drehen Sie die Beine mindestens zwanzigmal und öfter.
Dann beginnen Sie, Ihre Beine auf die andere Seite zu drehen. Immer sind Ihre Augen entspannt, die Gesichtshaut geglättet, und Ihre Gedanken schweben fort, bis Sie sich frei und leer fühlen.
Beenden Sie die Übung, und ruhen Sie ein wenig mit ausgestreckten Beinen.

Diese Übung ist eine wunderbare Massage für die gesamte Rückenmuskulatur.

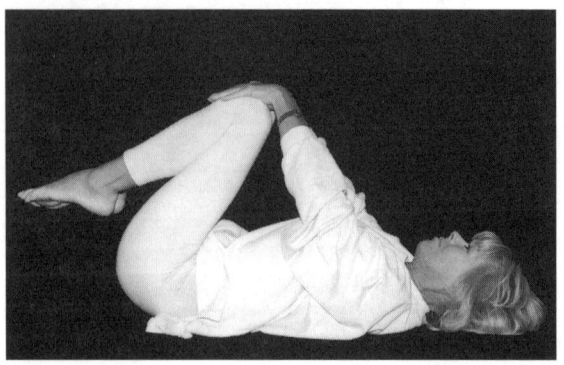

Stellung des Herrn der Tänzer
(Leber)

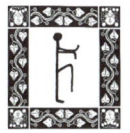

Ihr linker Fuß steht am Boden, während das rechte Bein hochgezogen ist. Der rechte Arm wird ausgestreckt, die Fingerspitzen zeigen nach unten.
Die linke Hand stützt sich auf die rechte, die geschlossene Hand zeigt mit den Fingerspitzen nach oben.
Sie stehen in dieser Stellung so ruhig wie möglich und solange Sie es ohne Beschwerden angenehm finden.
Ist Ihnen die Übung zu anstrengend, können Sie das hochgehobene Bein auf einem Stuhl abstützen, wodurch Sie länger in dieser Stellung verharren können.
Lösen Sie die Position langsam auf, und führen Sie die Übung auf der anderen Seite aus.

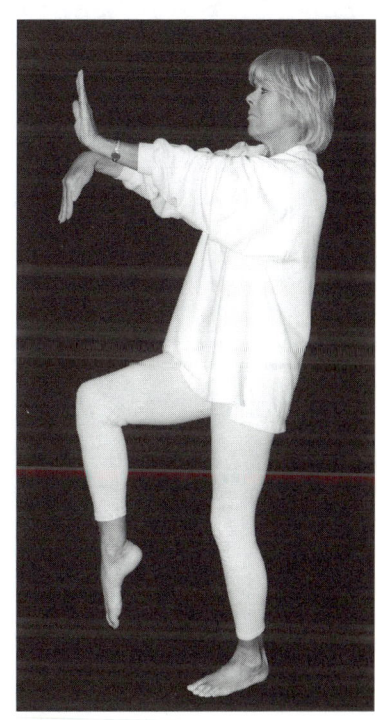

Große Geheimnisse ruhen in den Tänzerstellungen, von denen es 84 mögliche Varianten gibt. In jeder dieser Stellungen verbergen sich einhunderttausend Geheimnisse, die zum Wohl eines langen gesunden Lebens beitragen
Diese Übung bringt den Übenden seinem inneren Selbst näher, und sie ist segensreich für alle Lebererkrankungen.

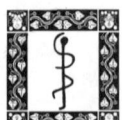

Stellung des Herrn der Tänzer
(Lunge)

Einen Fuß heben Sie hoch, dazu die entgegengesetzte Hand. Der andere Fuß steht am Boden, und die zweite Hand halten Sie mit offener Handfläche über Ihren Nabel.
Fühlen Sie sich wie ein Tänzer, der die Erdenschwere vergißt und dem wie Lord Sankara vier Arme wachsen, während die erhobene Hand und das erhobene Bein sich zart bewegen.
Die Bewegung des Armes und des Beines, die Augen sollten Ihre Gemütsverfassung widerspiegeln. Zum Abschluß verharren Sie in Ruhe in dieser Position. Dann lösen Sie sie behutsam auf und wiederholen sie auf der anderen Seite.
Wollen Sie die Übung ausführen, und es fehlt Ihnen an Standfestigkeit, dann stehen Sie still und lehnen sich anfangs leicht an die Wand, bis Sie sich sicherer fühlen. Stehen Sie, solange es Ihnen angenehm ist.

Diese Übung ist ungemein hilfreich bei allen Lungenerkrankungen.

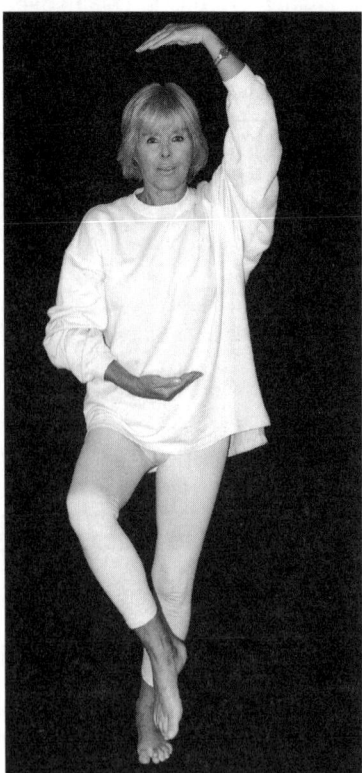

Streß-Mudrā

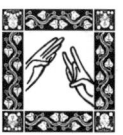

Dieses Mudrā macht man mit beiden Händen.
Sie legen die Fingerspitzen Ihres rechten Daumens, Mittelfingers und kleinen Fingers zusammen. Die freien Finger strecken Sie locker geradeaus.
Die Fingerspitze des linken Daumens legen Sie auf den linken kleinen Finger. Die anderen Finger strecken Sie locker geradeaus. Die Übung machen Sie zweimal täglich je zehn Minuten. Liegen oder sitzen Sie dabei bequem. Die übermäßige Belastung, die der Körper durch Reizüberflutung und schädigende Einflüsse erfährt, führen zu Bedrängnis und zu Erschöpfung der körperlichen, geistigen und seelischen Kräfte. Das nennt man Streß.
Alles wird „zusammengeschnürt" (strictus), bis einem der Atem genommen wird. Bemühen Sie sich immer, bis zwanzig zu zählen, bevor Sie sprechen. Wenn Sie sprechen, sprechen Sie ganz leise, damit die anderen wachsam sein müssen, um Sie zu verstehen. Bewegen Sie sich langsam, und vermeiden Sie Handgesten, indem Sie Ihre Hände verschränken. Durch all diese bewußten Handlungen wird der Atem ruhiger, Streßhormone können abgebaut werden. Und andere gewinnen den Eindruck, daß wirklich gar nichts Sie aus der Ruhe bringen kann.

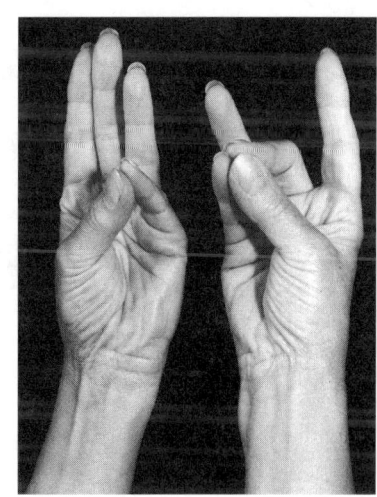

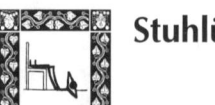

Stuhlübung

Legen Sie sich vor einen Stuhl auf Ihrer Übungsdecke auf den Boden. Verschränken Sie die Arme hinter Ihrem Kopf, die Beine liegen ab dem Knie auf dem Stuhl.
Atmen Sie durch die Nase ein und pressen Sie die Waden auf den Stuhl. Atmen Sie aus und lockern Ihre Beine wieder. Wiederholen Sie das zwanzigmal.
Dann atmen Sie ein und pressen die rechte Wade auf den Stuhl.
Atmen Sie aus, und pressen Sie die linke Wade auf den Stuhl. Abwechselnd jede Wade zehnmal.

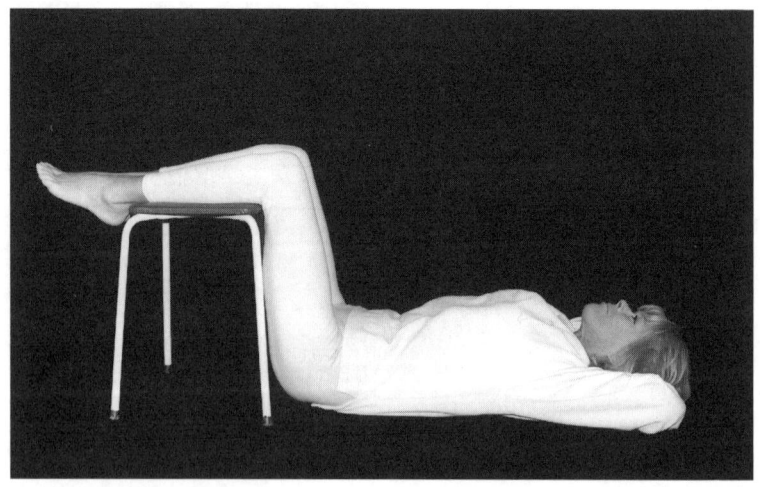

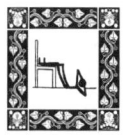

Ziehen Sie dann den linken Fuß heran, und pressen Sie mit Ihrer rechten Hand zehnmal dagegen.
Ziehen Sie den rechten Fuß heran, und drücken Sie mit der linken Hand zehnmal dagegen.

Bei sehr schweren Schmerzen im Lendenwirbelbereich legen Sie nur die Beine auf den Stuhl, tun aber nichts. Sie ruhen sich nur zehn Minuten in dieser für die Lendenwirbelgegend erholsamen Stellung aus, dann richten Sie sich behutsam wieder auf. Das können Sie öfter am Tag oder wenn Sie nachts von Schmerzen geplagt werden, wiederholen.

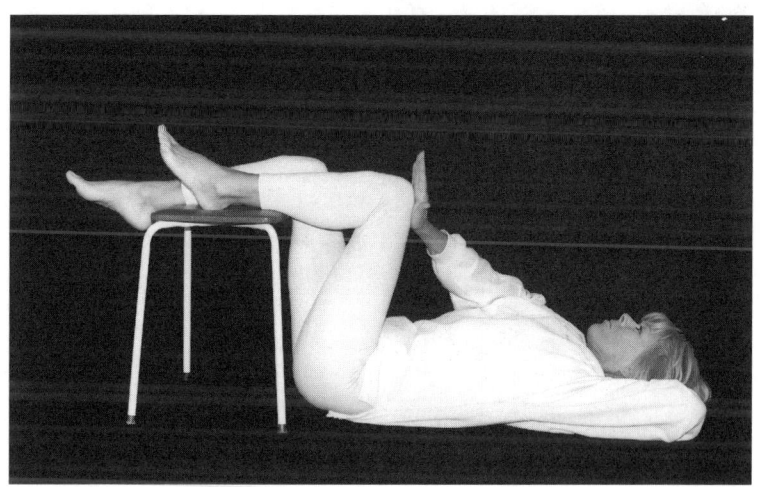

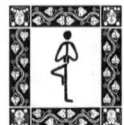

Tempeltänzer
(Sexualkraft)

Stehen Sie gerade. Ihre Handflächen liegen aufeinander, und die Fingerspitzen zeigen nach vorn.
Heben Sie den rechten Fuß hoch, und versuchen Sie, die Fußsohle des rechten Fußes an den linken Oberschenkel zu legen. Das Knie wird nach außen gedreht (es darf nicht schmerzen).
Versuchen Sie, in dieser Stellung zu stehen. Beenden Sie die Übung, und versuchen Sie die gleiche Übung mit dem anderen Bein.

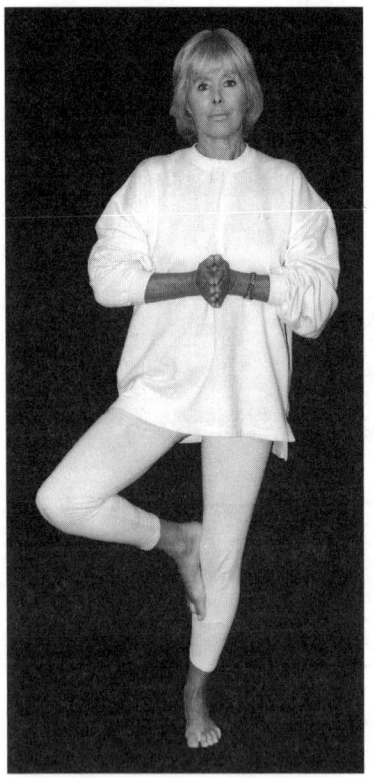

Beherrschen Sie diese Übung, können Sie sie üben, solange es Ihnen angenehm ist. Der Atem fließt dabei ganz ruhig und tief durch die Nase aus und ein.

Bei dieser Übung wird sexuelle Energie gespeichert, was sich mit einem Hitzegefühl im Genitalbereich bemerkbar macht. Die sexuelle Kraft kann geistig oder körperlich zum Fließen gebracht werden.

Tigerkralle

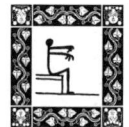

Sie sitzen auf einem Stuhl oder auf Ihrer Übungsdecke auf dem Boden.
Strecken Sie die Arme in Schulterhöhe stramm durch. Die Fingerspitzen zeigen nach vorn.
Machen Sie mit beiden Händen eine Kralle wie ein Tiger.

Strecken Sie dann die Finger ganz fest und stramm durch.

Spreizen Sie anschließend die Finger, so fest es geht, auseinander.

Schließen Sie zum Schluß die gespreizten Finger zur Faust, der Daumen zeigt nach innen.

Wiederholen Sie diese Übungen immer wieder in der gleichen Reihenfolge, und werden Sie dabei immer schneller und schneller.
Anfangs fünfmal, später zehnmal.

Die Tigerkralle schenkt Ihnen die größtmögliche Beweglichkeit Ihrer Finger.

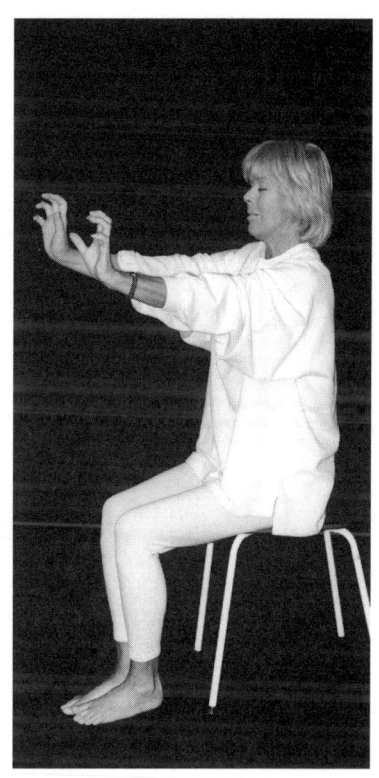

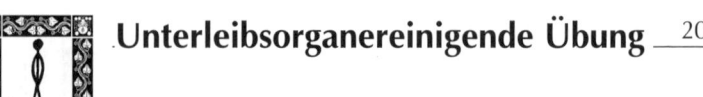

Unterleibsorganereinigende Übung

Sie stehen aufrecht. Oberschenkel aneinandergepreßt, Hals- und Nackenmuskeln angespannt.
Pressen Sie Ihre Hinterbacken fest zusammen, und spannen Sie die Muskeln Ihres Enddarms so fest an, als ob Sie Luft durch den Darmschlauch hochziehen wollten.
Atmen Sie ruhig durch die Nase weiter. Anfangs beginnt der Körper vor Schwäche zu zittern.
Wiederholen Sie die Übung insgesamt fünfmal hintereinander.
Ruhen Sie sich dazwischen aus, und wiederholen Sie die gleiche Übung mit gespreizten Beinen ebenfalls fünfmal.

Wird die Luft im Enddarmschlauch hochgezogen, wird er blockiert. Durch diese Yoga-Übung durchfließt ein heiliger Luftstrom den Unterleib. Alle störenden Blockaden, die Nieren und Eingeweide erzeugt haben, werden aufgelöst. Ein schlaffer weicher Körper wird wieder elastisch und schlank, egal wie alt er sein mag.

Unterleibsorganestärkende Übung

Aufrecht stehen, Füße beckenbreit auseinander.
Versteifen Sie Ihre Pobacken. Spannen Sie die Muskeln Ihres Afters und der Geschlechtsorgane an, und ziehen Sie sie hoch.
Immer höher.
Der Atem wird automatisch angehalten. Anfangs zittern Knie und Oberschenkel noch aus Schwäche.
Lockern Sie die Spannung. Ruhen Sie sich kurz aus, während Sie durch die Nase atmen.
Wiederholen Sie die Übung fünfmal hintereinander.

Bei Herzschwäche oder einem Aneurysma, einer Ausbuchtung der linken Herzkammer, ist diese Übung absolut verboten, wegen der Preßatmung. Die Übung stärkt das Gewebe des gesamten Unterleibs sowie der Organe im Unterleib.

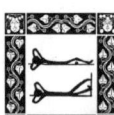 ## Venenübung

Legen Sie sich auf Ihren Rücken. Beine ausgestreckt, Arme unter Ihrem Kopf verschränkt.
Spannen Sie Ihre Kniescheiben an. Dabei einmal das rechte Knie, dann das linke Knie fest nach unten in Ihre Decke drücken.
Einmal rechts, einmal links. Wiederholen Sie diese Übung zwanzigmal.

Legen Sie sich dann so auf den Rücken, daß Ihre Fußsohlen eine Wand berühren.
Wechselseitig drücken Sie gleichzeitig die Fußspitze des einen und die Ferse des anderen Fußes gegen den Widerstand der Wand.
Immer wechseln. Fußspitze des einen Fußes, Ferse des anderen Fußes.
Üben Sie in diesem Wechsel zwanzigmal.

Sie stehen danach aufrecht mit geschlossenen Beinen. Anfangs dürfen Sie sich an der Wand leicht festhalten. Später im freien Stand.
Stehen Sie abwechselnd mit beiden Füßen einmal auf den Fersen, einmal auf den Zehen. Wiederholen Sie dies rasch hintereinander zwanzigmal.

Die Venenübung stoppt die Erweiterung der Beinvenen. Durch diesen Übungsablauf kann dem Entstehen von Krampfadern vorgebeugt werden.

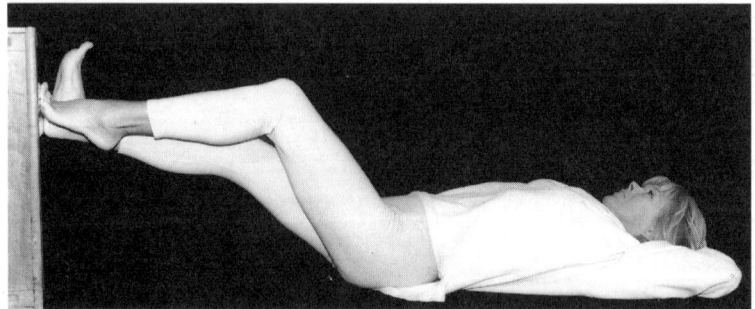

Verdauungs-Mudrā

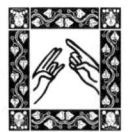

Dieses Mudrā machen Sie mit beiden Händen.
Ihr rechter Daumen berührt gleichzeitig Ihren rechten Mittelfinger, Ringfinger und kleinen Finger.
Der Daumen Ihrer linken Hand berührt die Fingerspitze des linken Ringfingers.
Bequem liegend oder sitzend gewöhnen Sie Ihre Finger an diese Haltung. Erst dann strecken Sie die anderen Finger locker geradeaus.
Üben Sie die Handstellung fünf Minuten lang fünfmal täglich.

Sie stimulieren die Energiekraft, die in Ihren Darmschläuchen fließt. Sie fühlen, wie die angeregte Energie Ihren Nahrungsbrei in den Darmschläuchen weiterknetet und seinem Ausgang zuführt.

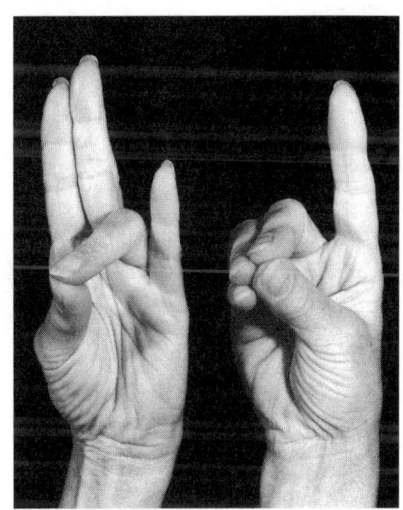

Verjüngung der Wangen

Stehen Sie gerade mit geschlossenen Beinen, Knöchel an Knöchel.
Legen Sie all Ihre Finger aneinander, mit den beiden Daumen drücken Sie leicht die Nasenlöcher zu.
Saugen Sie mit dem Mund die Luft ein wie durch ein rundes Loch, und blasen Sie die Wangen auf wie einen Ballon.
Halten Sie den Atem an, und pressen Sie Ihr Kinn gegen das Brustbein. Wenn Sie wieder einatmen müssen, heben Sie vorher den Kopf und atmen durch die Nase aus.
Diese Übung wird anfangs dreimal, später fünfmal hintereinander ausgeführt.

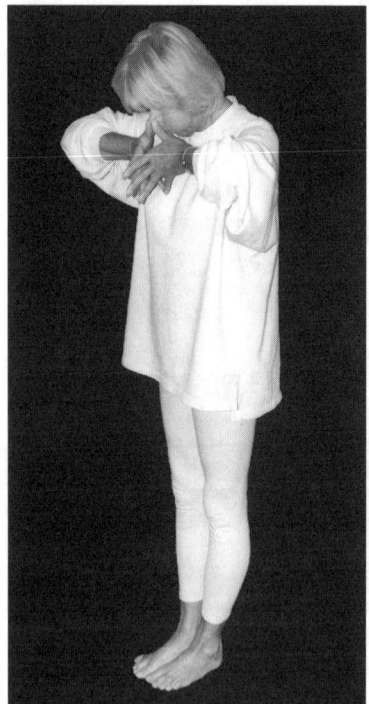

Dieses Mudrā (verstärkte Übung) ist von verblüffendem Erfolg, wenn es lange Zeit hindurch täglich geübt wird. Die Gesichtsmuskeln sind einem Bündel straff zusammengebundener Gummibänder vergleichbar wie alle Muskeln. Je mehr Muskeln gebraucht werden, desto mehr nimmt die Muskulatur an Masse zu. Das ist das Geheimnis dieser Übung, die bis ins hohe Alter ein schönes glattes Gesicht erhält. Zahnfleischschwund wird aufgehalten, Zähne bekommen wieder Halt. Hautunreinheiten verschwinden.

Verstopfungslösende Übung

Liegen Sie entspannt auf dem Rücken. Die Arme liegen seitlich des Oberkörpers.
Heben Sie ein Bein, und strecken Sie es wie ein einziges Stück Holz. Heben Sie das Bein langsam höher und höher. Achten Sie darauf, daß das Knie ganz durchgestreckt ist. Zehen, Spann und Schienbein sollen eine einzige gestreckte Linie bilden.
Sehr langsam bringen Sie das durchgestreckte Bein wieder zu Boden.
Wiederholen Sie diese Übung mit jedem Bein fünfmal. Versuchen Sie, das Bein einige Zeit oben zu halten.
Dieselbe Übung führen Sie nun mit beiden Beinen aus. Versuchen Sie, diese Übung fünfmal zu wiederholen. Versuchen Sie, die beiden Beine einige Zeit oben zu halten.
Natürlich werden Sie anfangs die Übung nur so oft wiederholen, wie es Ihnen angenehm ist. Sie sollen die Anstrengung langsam steigern und nicht gleich zu Anfang übertreiben.

Die Bewegung der Bauchmuskeln ist sehr wohltuend für den Bereich der unteren Verdauungsorgane.

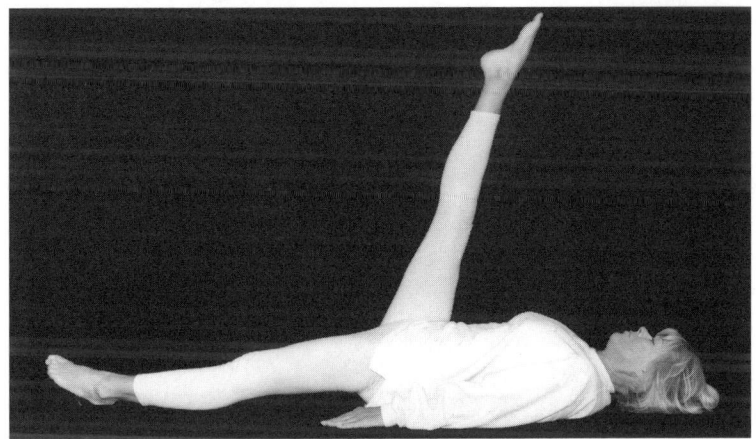

Vollkommene Entspannung

Liegen Sie auf einer Decke am Boden. Beine und Arme ein wenig auseinander. Fühlen Sie sich knochenlos, wie eine lustige helle Qualle.
Heben Sie Ihre rechte Hand leicht nach oben. So leicht, daß der Ellbogen am Boden liegenbleibt. Wiederholen Sie das behutsam fünfmal.
Heben Sie jetzt die linke Hand leicht nach oben, ebenfalls fünfmal.
Heben Sie das rechte Bein höchstens zehn Zentimeter. Wiederholen Sie das fünfmal.
Heben Sie das linke Bein ganz leicht, ebenfalls fünfmal.
Zum Abschluß heben Sie Ihren Kopf ganz leicht fünfmal nach oben. Dann ruhen Sie, lassen sich müde und schwer fallen, tief fallen.
Drehen Sie jetzt die Handflächen nach unten, während Sie entspannt auf dem Rücken liegen (auch im Bett).
Atmen Sie bewußt in Ihre Fersen. Halten Sie den Atem an, und drücken Sie die Fersen in den Boden. Atmen Sie aus, und entspannen Sie sich.
Atmen Sie in Ihre Gesäßbacken. Atem anhalten, Gesäßbacken ganz fest zusammenpressen. Ausatmen und ganz entspannen.
Atmen Sie in Ihre beiden Handinnenflächen. Atem anhalten und die Handflächen kräftig in den Boden drücken. Ausatmen und vollkommen entspannen.
Atmen Sie in Ihre beiden Schulterblätter. Halten Sie den Atem an, und drücken Sie Ihre Schulterblätter fest in den Boden. Atmen Sie aus und entspannen Sie sich ganz.
Atmen Sie in Ihren Hinterkopf. Halten Sie den Atem an, und drücken Sie Ihren Hinterkopf fest in den Boden. Ausatmen und ganz entspannen.

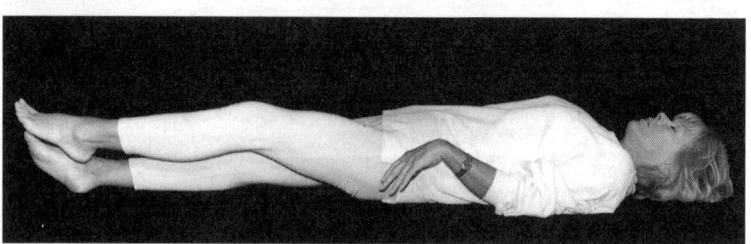

Vorwärtsbeuge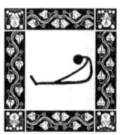

Sie sitzen mit gestreckten Beinen am Boden.
Beugen Sie sich so weit nach vorn, wie es Ihnen möglich ist. So als wollten Sie den Kopf auf die Knie legen. Sind Sie gelenkig, halten Sie mit den Fingern die großen Zehen.
Ihr Kopf hängt schwer nach unten wie eine Tulpenblüte. Die Halswirbelsäule ist geschmeidig wie ein Tulpenstengel. Verharren Sie bewegungslos in dieser Position, solange es Ihnen bequem möglich ist.
Richten Sie sich behutsam auf, und ruhen Sie sich ein wenig aus, indem Sie sich auf den Rücken legen, die Augen schließen und den Atem langsam fließen lassen.
Man beginnt mit dieser Übung, indem man fünf Minuten still sitzenbleibt. Später langsam steigern bis zu einer Stunde.

Es darf kein Spannungsschmerz in den Kniekehlen fühlbar sein.
Schmerzt Sie der Rücken, lehnen Sie sich an die Wand.
Diese Übung hat eine wundersame Wirkung. Man sagt, sie heile alle Krankheiten dieser Erde.
Außergewöhnlich ist ihre Wirkung bei Kopfschmerzen. Sie beruht auf der sanften Dehnung der Gehirnhaut, die sich wie eine silberne enge Kappe vom Hals über den Schädel bis zur Stirn schmiegt.
Die Übung ist nicht erlaubt bei Sodbrennen. Sie regt die Magensäfte an.

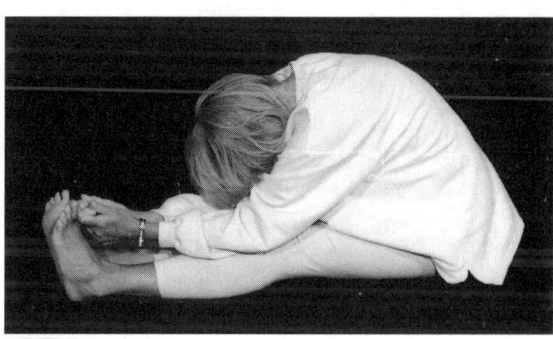

Wasser-Mudrā

Dieses Mudrā machen Sie mit beiden Händen.
Setzen Sie sich entspannt auf einen Stuhl, oder ruhen Sie bequem, indem Sie liegen. Die Hände liegen mit den Handflächen nach oben auf Ihren Oberschenkeln oder seitlich Ihres Körpers.
Legen Sie die Daumen Ihrer rechten und linken Hand auf die kleinen Finger. Die anderen Finger werden locker ausgestreckt. Mit dem zusammengelegten Daumen und kleinen Finger bilden Sie jetzt einen Energiering.
Atmen Sie jetzt langsam von den Fingerspitzen hinauf in die Kopfmitte. Schließen Sie die Augen, und atmen Sie hin und her, wobei Sie angenehm müde werden.
Die Übung machen Sie dreimal am Tag je zehn Minuten.

Mit dieser Übung wird Ihrem Körper das Wasser gegeben, das er braucht. Ist der Fluß des Elementes Wasser gestört, äußert sich das durch einen trockenen Mund, gerötete und trockene Augen und macht sich mit Störungen im Nieren- und Blasenbereich bemerkbar. Durch diese Handstellung wird auch der Geschmackssinn verbessert. Dieses Mudrā kann man auch anwenden, wenn durch gewisse Medikamente Mundtrockenheit auftritt.

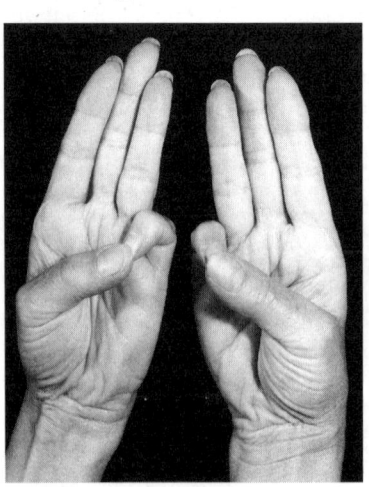

Winkel

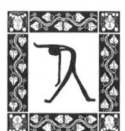

Stehen Sie barfuß auf Ihrer Übungsdecke. Spreizen Sie die Beine weit auseinander.
Strecken Sie den rechten Arm hoch. Ihr Arm soll das Ohr berühren.
Beugen Sie den Körper jetzt nach links, behutsam und immer weiter, indem Sie die linken Rippenbögen dehnen wie die Stäbe eines Fächers. Verharren Sie, solange es Ihnen angenehm ist, in dieser Stellung. Dann richten Sie sich behutsam auf.
Nun strecken Sie den linken Arm hoch. Beugen den Körper behutsam immer weiter nach rechts, indem Sie die linken Rippenbögen dehnen wie die Stäbe eines Fächers. Verharren Sie, solange es Ihnen angenehm ist. Dann richten Sie sich behutsam auf.

Diese Übung schafft auf Dauer ein Gleichgewicht der Nerven, die kreuz und quer den ganzen Körper durchziehen. Stärkt Lungengewebe, zieht Tennisarm wieder in die richtige Lage, hilft bei Haltungsschäden.

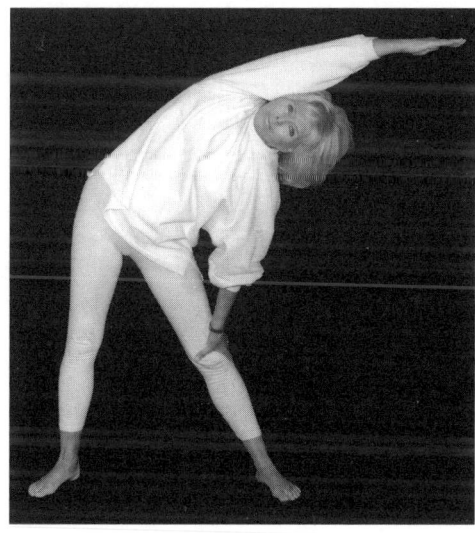

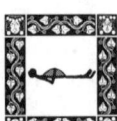

Yoga-Vollatmung

Sie liegen auf dem Boden. Legen Sie beide Hände ganz locker auf den Bauch. Atmen Sie durch die Nase ruhig ein, und wölben Sie gleichzeitig den Bauch wie eine Kugel nach oben. Atmen Sie durch die Nase ruhig aus, und lassen Sie den Bauch schlaff nach unten fallen. Wiederholen Sie diese Atmung fünfmal.

Legen Sie dann Ihre Hände rechts und links auf die Rippen gleich über Ihrer Taille. Atmen Sie ein, und dehnen Sie die Rippen weit rechts und links nach außen. Atmen Sie aus, und lassen Sie die Rippen wieder zurückgleiten. Wiederholen Sie diese Atmung fünfmal.

Danach atmen Sie das Brustbein hoch, so als wollten Sie es ein wenig zum Kinn näherbringen, und fühlen Sie, wie Ihr Herz sich frei fühlt. Atmen Sie aus, und fühlen Sie, wie das Brustbein sich wieder senkt. Wiederholen Sie diese Atmung fünfmal.

Atmen Sie nun ein: Heben dabei ein wenig den Bauch, dehnen leicht die Rippen seitlich nach außen und heben ein wenig das Brustbein. Atmen Sie aus, und entspannen Sie Seele, Geist und Körper. Fühlen Sie sich wie eine heitere Qualle, die keine Knochen und Muskeln fühlt. Wiederholen Sie diese Atmung fünfmal.

Ohne Luft und Sauerstoff wäre der Mensch verloren. Der Atem ist wahrhaftig das Leben. Im Atem schwingt auch das heilige HAM-SA mit, der heilige Laut OM und alles das, was Pflanzen, Tiere und Menschen zu ihrer Einmaligkeit verhilft. Atem fließt durch die Nüstern der Tiere und Menschen.

Anhang

Krankheitsregister

Abhärtung 17
Aids 18
Allergie 19
Altern 20
Angst 21
Arthritis 39, 40
Arthrose 32, 33, 34
Asthma 22
Auge 23

Bandscheibenvorfall 24
Blähbauch 25
Bläschenausschlag 26
Blasenschwäche 27
Blutdruck (hoch) 28
Blutdruck (niedrig) 29

Darmerkrankung 30
Darmträgheit 31
Degenerativer Gelenkrheumatismus,
 Hüftgelenke 32, Kniegelenke 33,
 Fingergelenke 34
Depression 35
Dicker Bauch 36
Durchblutungsstörung 37

Empfängnis 38
Entzündlicher Gelenkrheumatismus,
 Hüftgelenke 39, Kniegelenke 40
Erbrechen 41

Fieber 42
Frauenbeschwerden 43
Frauenkrankheiten 44
Fußbeschwerden 45

Gewichtsverlust 46
Gicht 47

Haarausfall 48
Hämorrhoiden 49
Haut 50
Herpes 26
Herzinfarkt 51
Herzschwäche 52
Heuschnupfen 53

Immunsystem 17
Impotenz 54

Kinderwunsch 38
Kopfschmerzen 55
Krampfadern 56
Krebs 57
Kreuz-Darmbein-Gelenk 85
Kreuzschmerzen 58

Lebenssinn 59
Lebererkrankungen 60
Lungenerkrankungen 61

Magenbeschwerden 62
Mandelentzündung 63
Menstruationsbeschwerden 43
Migräne 55
Müdigkeit 64

Nervensystem 65
Neurose 66
Nierenerkrankungen 67

Ohrgeräusche 68
Osteoporose 69

Prostata 70

Reizblase 71
Reizkolon 30
Rheumatische Erkrankung der
   Wirbelsäule 72

Schilddrüse 73
Schlafstörungen 74
Schwangerschaft 75
Streß 76

Übergewicht 77

Vegetative Dystonie 78

Wadenkrämpfe 79
Wechseljahre 80
Weichteilrheumatismus, Schulter 81
Wirbelsäule, Brustbereich 83, Hals 84,
   Kreuz-Darmbein-Gelenk 85

Zähne 86
Zuckerkrankheit 87

Übungsregister

Allergie-Mudrā 91
Armdrehung 92
Armschwingen 93
Asthma-Mudrā 94
Atemübung (heilende Energie) 95
Aufwärtsstreckung 96
Augenberuhigende Übung 97
Augenstärkende Übung 98

Bär 99 f.
Bandscheibenübung 101
Bauchmuskelstärkende Übung 102 f.
Bauchmuskelübung 104
Bauchselbstmassage 105
Baum 106
Beckenmuskulaturübung 107
Beckentraining 108
Beruhigende Atmung 109
Blähungenlösende Stellung 110
Blasebalgatmung 111
Boot 112
Brustwirbelübung 113 f.

Dehnübung 115
Diamantsitz 116
Drache 117

Einhorn 118
Einschlaf-Mudrā 119

Fetusstellung 120
Fingerübung 121, 122
Frosch 123
Fußbrückestärkende Übung 124 f.
Fußstärkung 126

Ganzheitsstellung 127
Gebet 128
Gefäßübung 129
Gelenk-Mudrā 130
Gesegnete Stellung 131

Halbmond 132
Halsmuskelstärkende Übung 133
Halswirbelbereichstärkende Übung 134 f.
Halswirbelübung 136 f.
Haltungsbegradigende Übung 138 f.
Haltungsübung 140
Haut-Mudrā 141
Heiliger Feigenbaum 142
Heldenpose 143
Hirtenstab 144
Hockstellung 145
Hüftelockernde Übung 146
Hüftgrätsche 147

Kamel 148
Kerze 149
Kiebitz 150
Klopfübung 151
Kniegelenkstärkende Übung 152
Kniekuß 153
Kniekuß mit gespreizten Beinen 154
Kobra 155
König der Fische 156
Kopf-Mudrā 157
Kräftigungsübung (Bandscheiben) 158
Kräftigungsübung (Lendenmuskulatur) 159
Kreuzbandschaukel 160
Krokodil 161
Kühlende Atmung 162

Haltungsbegradigende Übung 138 f.
Haltungsübung 140
Haut-Mudrā 141
Heiliger Feigenbaum 142
Heldenpose 143
Hirtenstab 144
Hockstellung 145
Hüftelockernde Übung 146
Hüftgrätsche 147

Kamel 148
Kerze 149
Kiebitz 150
Klopfübung 151
Kniegelenkstärkende Übung 152
Kniekuß 153
Kniekuß mit gespreizten Beinen 154
Kobra 155
König der Fische 156
Kopf-Mudrā 157
Kräftigungsübung (Bandscheiben) 158
Kräftigungsübung (Lendenmuskulatur) 159
Kreuzbandschaukel 160
Krokodil 161
Kühlende Atmung 162

Lösende Liegestellung 163
Löwe 164

Meditation allsehendes Auge 165
Meditation des Schöpfers 166
Meditation Ham-Sa 167
Meditation Pendelatmung 168
Mudrā zur Befreiung innerer Angstzustände 169
Muschelreinigung 170, 171, 172, 173
Muskelbewegungsübung 174

Niederbeugung 175
Nieren-Mudrā 176

Ochse 177 f.
Ohren-Mudrā 179

Palme 180
Prāṇa-Mudrā 181

Regenbogen 182
Rücken-Mudrā 183
Rückenstreckung 184
Rückenübung 185
Rückenwirbelübung 186

Śavāsana 187
Schildkröte 188
Schultergürteldehnung 189
Schulterrollen 190
Schulterübung 191 f.
Skorpion 193
Sonnenuhr 194
Stellung des Herrn der Tänzer 195, 196
Streß-Mudrā 197
Stuhlübung 198 f.

Tempeltänzer 200
Tigerkralle 201

Unterleibsorganereinigende Übung 202
Unterleibsorganestärkende Übung 203

Venenübung 204
Verdauungs-Mudrā 205
Verjüngung der Wangen 206
Verstopfungslösende Übung 207
Vollkommene Entspannung 208
Vorwärtsbeuge 209

Wasser-Mudrā 210
Winkel 211

Yoga-Vollatmung 212

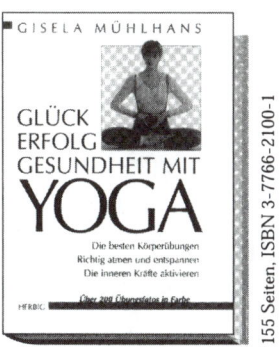

Gisela Mühlhans

Glück, Erfolg, Gesundheit mit Yoga

**So halten Sie den Körper beweglich
und mildern chronische Beschwerden**

Yoga ist eine bewährte Methode, Körper, Geist und Seele zu

vitalisieren. Dieser praktische Bildratgeber zeigt Ihnen

Schritt für Schritt, wie's gemacht wird. Über 200 Farbfotos

leiten anschaulich und im Detail zu eigenen Übungen an.

Herbig

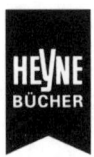

Sanft Heilen

Joachim H. Angerstein
Ingwer, die heilende Wurzel Asiens
08/5272

Angeline Bauer
René Prümmel
Arnika, Gesundheit aus dem Kräutergarten
08/5274

Sven-Jörg Buslau
Corinna Hembd
Calendula
Gesund und schön durch die Heilkraft der Ringelblume
08/5269

Natürlich gesund und fit mit Echinacea
08/5270

Papaya, Gesundheit vom Melonenbaum
08/5275

Eva Maria Haaga
Lapacho, das Lebenselixier der Inkas
08/5276

Gisela Klemt
Brigitte Mues
Lavendel, das duftende Heilmittel
08/5277

Hermann Mohnert
Nachtkerzenöl, das Allheilmittel der Indianer
08/5278

Gesundheit und Wohlbefinden durch Zink
08/5271

Ingrid Pfendtner
Natürlich heilen mit Brennessel
08/5273

Die Heilkraft des Ginseng
08/5267

Stefan Wieder
Juergen Pohl
Kava Kava
Die Heilkraft des pazifischen Wunderpfeffers
08/5268

Jeder Band mit 4seitigem Farbteil
Jeder Band nur DM 8,-/öS 58,-/sFr 8,-

Heyne-Taschenbücher

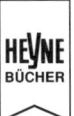

Fit & Schön

Elsye Birkinshaw
Denken Sie sich schlank
In 21 Tagen abnehmen
ohne Diät
08/9414

Stephanie Faber
**Das Rezeptbuch
für Naturkosmetik**
300 Rezepte zum
Selbermachen
08/4688

Jay Kordich
Fit durch Säfte
Schlank, gesund und
leistungsfähig mit
frisch gepressten Obst-
und Gemüsesäften
08/9437

Miranda Llewellyn
**Gymnastik mit dem
Flexaband**
Das 9-Stunden-Programm
für Schlankheit, Schönheit,
Fitness und Gesundheit
08/5135

Stepanie Faber's
Kräuterkosmetik
200 Schönheitsrezepte zum
Selbermachen
08/5289

Ursula Paschen
Fit durch Trennkost
Alles über diese gesunde
Ernährungsform mit
zahlreichen Rezepten
07/4653

Ditta Biegi
**Makelose Schönheit durch
kosmetische Eingriffe**
Was Sie wissen müssen über
Erfolge und Risiken, Dauer
und Kosten der Behandlung,
Praxen und Kliniken
08/5257

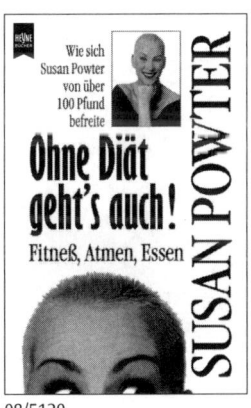

08/5120

HEYNE-TASCHENBÜCHER

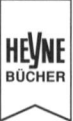

Bach-Blüten

Mechthild Scheffer
Selbsthilfe durch Bach-Blüten-Therapie
08/9517 und 08/5048

Edward Bach
Die heilende Natur
08/9550

Mechthild Scheffer
Wolf-Dieter Storl
Neue Einsichten in die Bach-Blüten-Therapie
08/9650

Mechthild Scheffer
Wolf-Dieter Storl
Das Heilgeheimnis der Bach-Blüten
08/9659

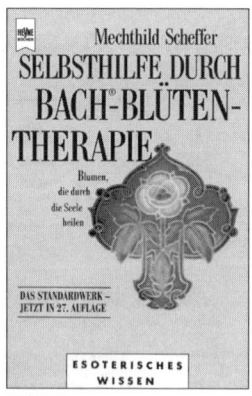

08/9517

HEYNE-TASCHENBÜCHER

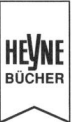

Feng Shui

Chao-Hsiu Chen
Feng Shui
Gesund und glücklich wohnen in
Buddhas Haus und Garten
08/5181

Sarah Bartlett
Feng Shui der Liebe
Harmonie und positive Energie
für Lust und Sinnlichkeit
08/5204

Chao-Hsiu Chen
Body Feng Shui
Das chinesische Geheimwissen von
Partnerschaft und Körpersprache
46/5

**Das kleine Buch vom
Feng Shui**
40/405

Ulrike und Joachim Prinz
Das Feng-Shui-Kochbuch
07/4737

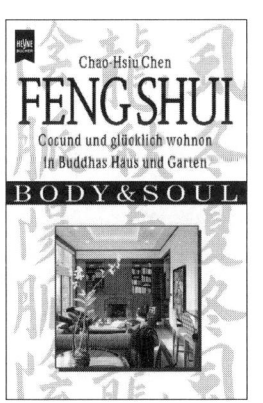

08/5181

HEYNE-TASCHENBÜCHER

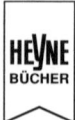

Yoga

Harmonie
von Körper, Geist
und Seele

Satya Singh
Das Kundalini Yoga-Handbuch
Für Gesundheit von Körper,
Geist und Seele
08/9342

Christopher S. Kilham
Lebendiger Yoga
Das Profi-Buch zu den fünf
›Tibetern‹ von Peter Kelder
08/9712

Susi Rieth
Die 7 Lotus-Blüten
Verjüngungsübungen
vom Dach der Welt
08/5177

Susi Rieth
Yoga-Heilbuch
Schmerzen besiegen
ohne Medikamente
08/5310

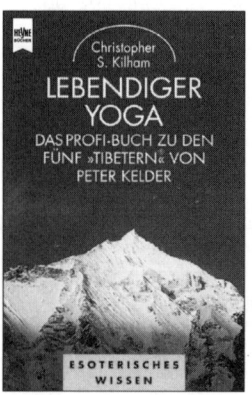

08/9712

HEYNE-TASCHENBÜCHER